Cornelia Eyssen
Prof. Dr. Frank Reichenberger

ATMEN

Nutze deine Superkraft!

Mit einfachen Techniken Migräne, Schnarchen und Rückenschmerzen wegatmen.

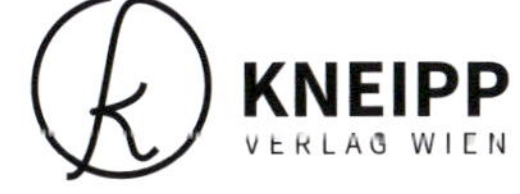

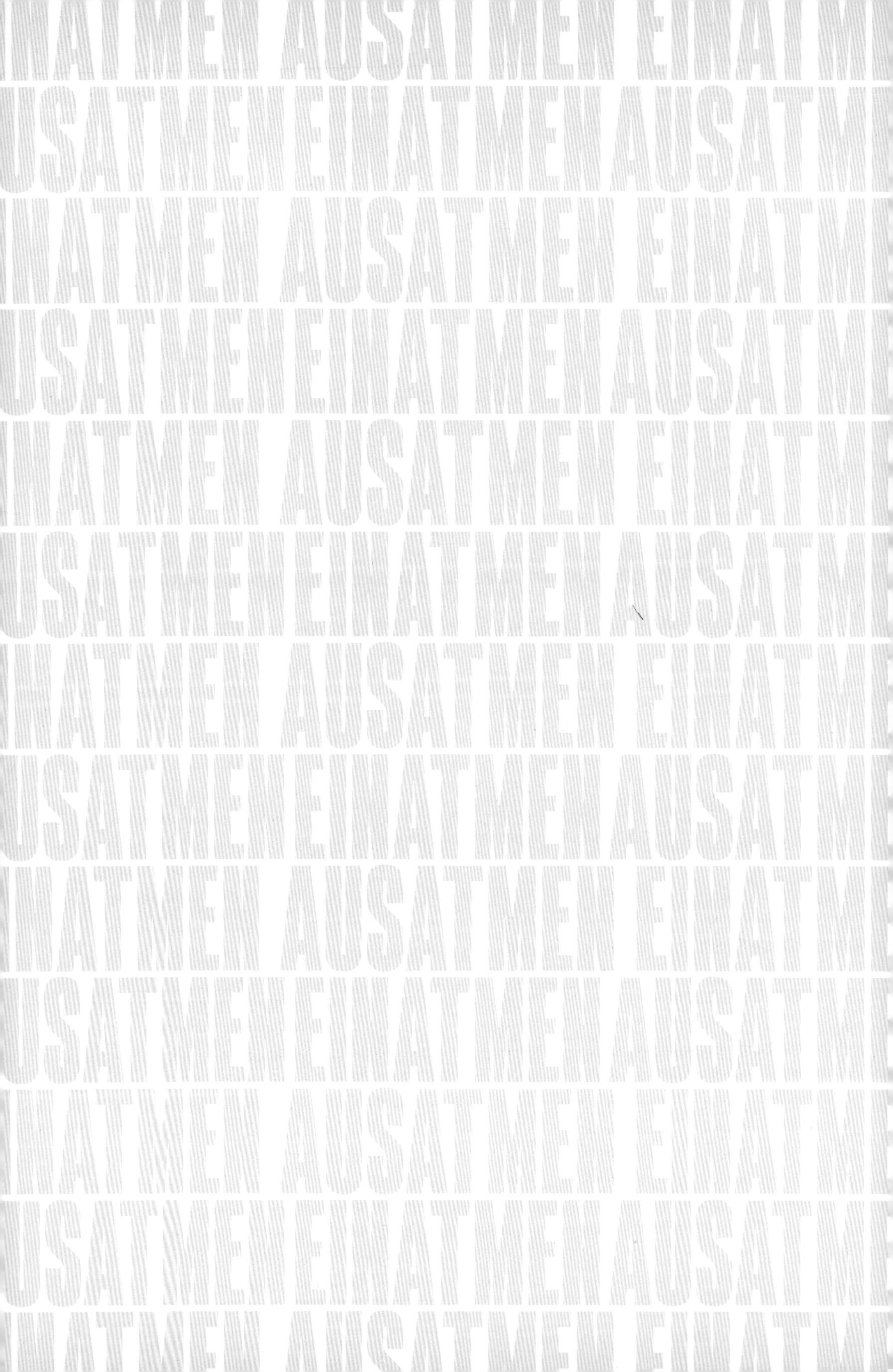
INATMEN AUSATMEN EINATM
USATMEN EINATMEN AUSATM
INATMEN AUSATMEN EINATM
USATMEN EINATMEN AUSATM
INATMEN AUSATMEN EINATM
USATMEN EINATMEN AUSATM
INATMEN AUSATMEN EINATM
USATMEN EINATMEN AUSATM
INATMEN AUSATMEN EINATM
USATMEN EINATMEN AUSATM
INATMEN AUSATMEN EINATM
USATMEN EINATMEN AUSATM
INATMEN AUSATMEN EINATM

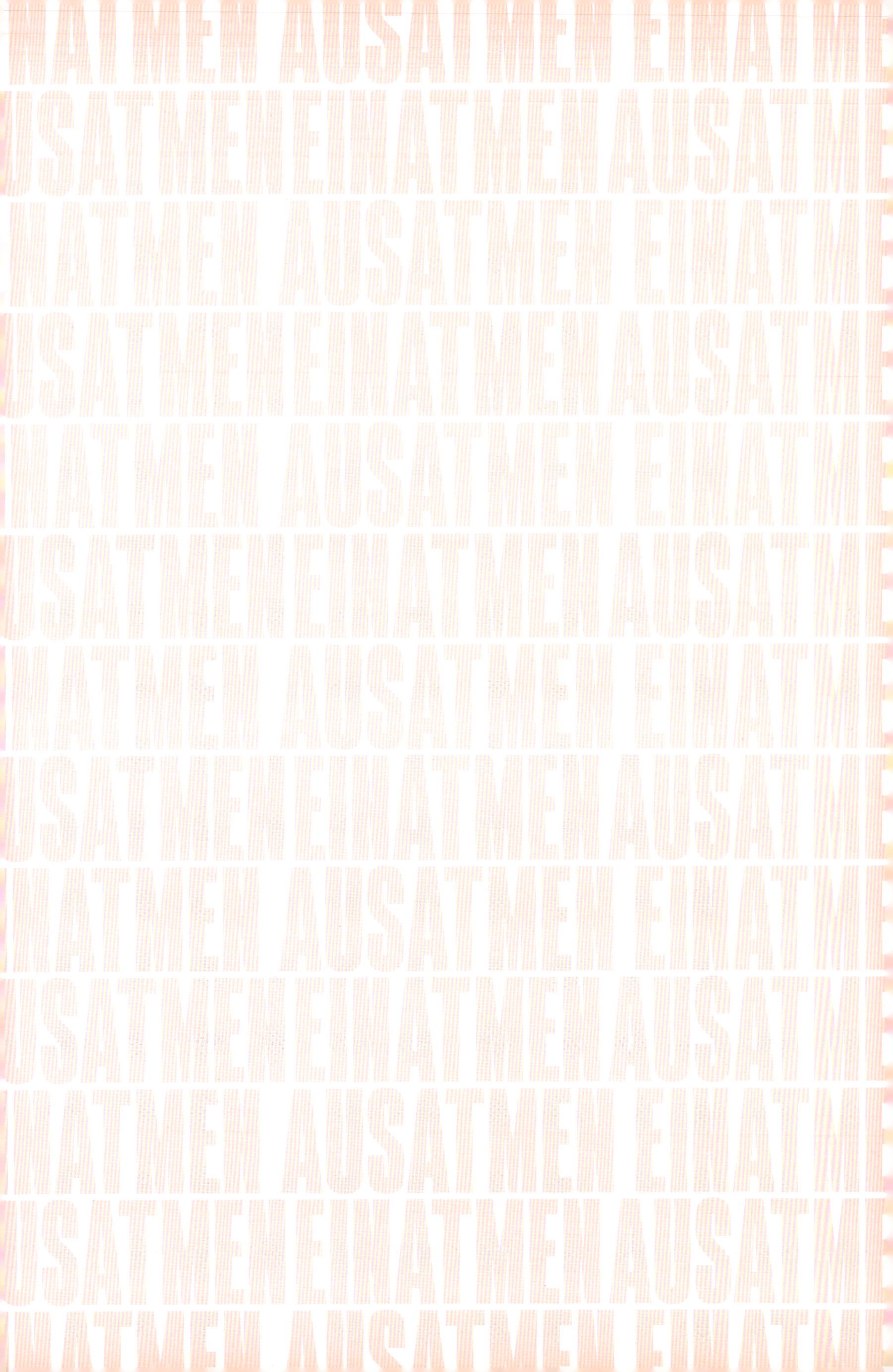
NATMEN AUSATMEN EINATME
USATMEN EINATMEN AUSATM
NATMEN AUSATMEN EINATM
USATMEN EINATMEN AUSATM
NATMEN AUSATMEN EINATM
USATMEN EINATMEN AUSATM
NATMEN AUSATMEN EINATM
USATMEN EINATMEN AUSATM
NATMEN AUSATMEN EINATM
USATMEN EINATMEN AUSATM
NATMEN AUSATMEN EINATM
USATMEN EINATMEN AUSATM
NATMEN AUSATMEN EINATM

INHALT

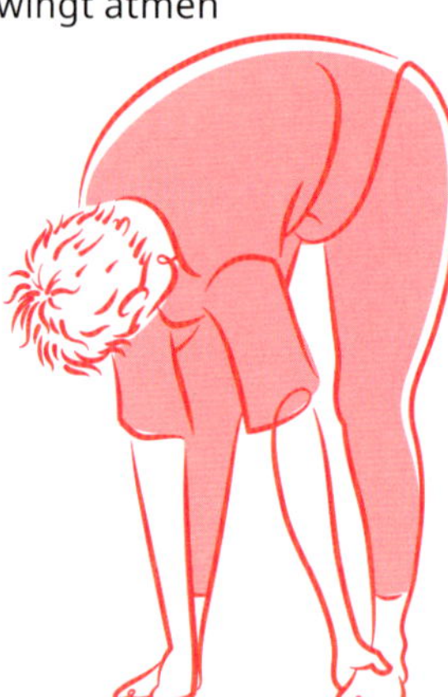

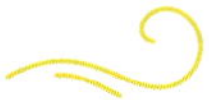

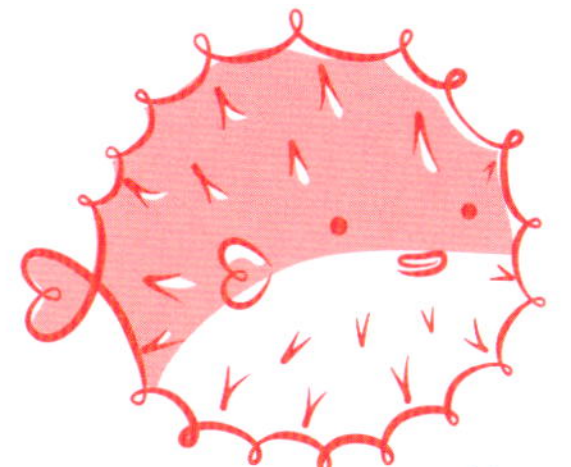

104
Komm mit in den Zoo – spielerische Atemübungen für Kinder

CORNELIA EYSSEN

Ich möchte, dass mein Professor dir hilft, die Ursachen deiner Schmerzen zu erkennen und sie zu bekämpfen. Ich weiß, dass er das kann.

Wenn meine Lunge reden könnte, hätte sie mir früher dauernd in den Ohren gelegen: „Wenn du dich nicht so schlapp fühlen willst, dann gib mir mehr Sauerstoff! Beweg dich doch mal wieder!" Oder: „Bitte, bitte, atme in deinen Bauch, damit ich mehr Luft bekomme!" Und: „Nicht so schnell wieder einatmen! In mir ist noch Sauerstoff, der raus muss." Sie hätte mir auch geraten: „Atme bitte doch mal öfter durch die Nase, ich will mich nicht wieder mit dem ganzen Feinstaub rumquälen." Und sie hätte mir vorgehalten: „Beachte mich gefälligst mal. Ich bin es, die dafür sorgt, dass du lebst. Und du tust so, als sei meine Arbeit – 24 Stunden jeden Tag, dein Leben lang, ohne einen Tag Urlaub! – völlig selbstverständlich." Natürlich kann eine Lunge nicht reden, aber wenn, hätte sie mit ihren Ermahnungen und Bitten recht gehabt.

Einatmen, ausatmen, fertig. Und wieder von vorn und so weiter und so weiter. Das macht die Lunge automatisch und passt sich dabei jeder Situation an. Zum Beispiel beim Sport, da benötigt der Körper mehr Sauerstoff. Was macht die wunderbare Lunge? Sie erhöht sofort die Atemgeschwindigkeit und das Volumen, damit der Blutkreislauf in Schwung kommt und Sauerstoff zu den Muskeln transportiert wird. Oder wenn wir uns erschrecken oder bedroht fühlen – dann springt die Lunge ratzfatz an. Wir atmen schneller ein, der Körper bekommt mehr Sauerstoff und mehr Energie, sodass wir schnell reagieren können.

Man stelle sich vor: Zwei Drittel der Menschen auf der Welt leiden unter Atemnot, Migräne und Schmerzen, weil sie nicht gesund atmen.

Durch Vergesslichkeit, Nachlässigkeit, Unwissenheit, Stress oder Erkrankungen atmen viele Menschen falsch. Sie leiden deshalb unter Atemnot, Rücken- und Kopfschmerzen, unter Konzentrationsschwäche und Müdigkeit, um nur einige Folgen von Fehlatmungen zu nennen. Einer Veröffentlichung der Universität von Arizona im Jahr 2013 zufolge sind etwa zwei Drittel der Menschen von diesen Beschwerden betroffen. Bei einer Weltbevölkerung von 7,6 Milliarden sind das etwa 5 Milliarden Menschen. In Deutschland wären es bei aktuell 83 Millionen Einwohnern über 50 Millionen Männer, Frauen und Kinder, die unter körperlichen Problemen, Schmerzen und Krankheiten aufgrund von Fehlatmungen leiden.

Ich gehöre zu den 50 Millionen Deutschen, die falsch atmen und deshalb unter Luftnot leiden. Ich kann nicht gesund atmen, selbst wenn ich wollte. Mein Körper sehnt sich nach dem lebenswichtigen Sauerstoff, den er nicht ausreichend bekommt. Ich kann den dringenden Wunsch meines Körpers nicht erfüllen. Im Sommer 2012 wurden bei mir zwei große Lungentumore entdeckt. Einer saß nah am Herzen, was ihn besonders gefährlich machte, der andere unten im rechten Lungenflügel. Die Ärzte meinten, bei gleich zwei so großen Tumoren würden mir noch sechs Monate bleiben – mit viel Glück. Zwei Wochen nach der Diagnose fand die erste Operation statt, schon zweieinhalb Wochen später die zweite. Jede Operation dauerte sieben Stunden und man wusste nicht, ob ich sie überleben würde.

Ein wirklich guter Arzt sieht mehr als die Krankheit. Er sieht den Menschen.

Anfang August 2012 begann die Chemotherapie, dabei lernte ich Professor Reichenberger kennen, er ist Pneumologe, also Lungenspezialist.

Gleich bei der zweiten Infusion begann ich zu zittern, krampfte unkontrolliert, mein Herz schlug im Takt eines Presslufthammers und der ganze Körper bebte. Ein allergischer Schock. Ich hatte schreckliche Angst.

In diesem Moment trat Professor Reichenberger in mein Leben. Was für mich fast noch wichtiger war, als die sofort angeordnete Adrenalin-Infusion und die Sauerstoffzufuhr: Er stand an meinem Bett und beruhigte mich, bis sich mein Zustand normalisiert hatte. Er erklärte mir, was in meinem Körper gerade passierte, dass so eine Schockreaktion öfter mal vorkommen kann und was das Adrenalin im Körper bewirkt. Er sagte, dass ich keine Angst haben müsse, und ich glaubte ihm. Es hörte sich nicht an, als hätte er es mal eben so dahingesagt. Es klang ehrlich. Und ich weiß inzwischen: Er meinte es ehrlich. Seitdem ist er der Arzt meines Vertrauens.

Ein wirklich guter Arzt muss natürlich kompetent sein, aber die Behandlung muss die Persönlichkeit, die Lebensumstände, die Wünsche, Hoffnungen und Ängste des Patienten berücksichtigen. Fachwissen, Empathie, Psychologie und der Wunsch, Menschen zu helfen, all das zusammen macht einen wirklich guten Arzt aus.

Alle zwei Monate gehe ich wegen der notwendigen Kontrolluntersuchungen zu ihm. Es gab Zeiten, da war ich alle zwei Wochen und öfter bei ihm: 2012, gleich zu Beginn der Chemotherapie und den nachfolgenden Bestrahlungen. 2013, nach einer Unterleibs-Operation, bei der hinterher eine Not-OP notwendig war, die mein Leben in letzter Sekunde gerettet hat. 2014, als bei mir ein Hirntumor so groß wie ein Golfball diagnostiziert wurde, der operiert werden musste und im Anschluss wieder kräftezehrende Bestrahlungen notwendig waren. 2017, als bei mir Mundbodenkrebs diagnostiziert wurde, und ich erneut operiert werden musste.

Ich brauche Professor Reichenberger wohl noch sehr lange, weil mein schwaches Immunsystem ein ständiges Risiko für Infektionen darstellt. Weil die Medikamente exakt auf meinen jeweiligen Gesundheitszustand abgestimmt werden müssen. Weil sich immer wieder der Sauerstoffgehalt in meinem Blut und mein Atemvolumen verändern.

Ohne Professor Reichenberger hätte ich all die schweren Belastungen der letzten Jahre nicht überstanden. Aber auch nicht ohne meinen Mann. Er war jede Stunde an meiner Seite. Er saß nächtelang in der Intensivabteilung an meinem Bett und machte mir Mut, wenn ich vor lauter Verzweiflung geweint und geschrien habe. Er hat mich im Rollstuhl durch Schwabing gefahren, weil ich zu schwach zum Gehen war, und hat Suppen und Gemüse püriert, weil ich nach der Mundbodenkrebs-Operation wochenlang nicht normal essen und schlucken konnte. Mein Mann sorgt jeden Tag dafür, dass ich all meine Tabletten zur richtigen Zeit nehme und dass es mir gut geht. Meinen Mann verleihe ich nicht, weil ich ihn liebe und noch lange mit ihm zusammenleben will. Aber ich wünsche mir, dass mein Professor dir und vielen anderen Menschen hilft. Menschen, die Schmerzen haben und nicht ahnen, dass die Ursache eine Fehlatmung sein kann. Menschen, bei denen Erkrankungen der Lunge oder Störungen der Atemwege die Auslöser für körperliche oder seelische Leiden sind.

Unser Atem ist eine großartige Medizin. Damit wir ihn richtig nutzen, brauchen wir manchmal Anleitungen – um leichter und freier atmen zu können und schmerzfrei und glücklicher zu leben.

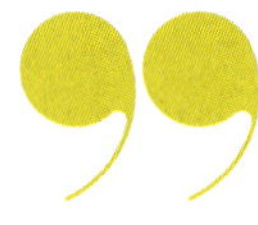

PROFESSOR DR. FRANK REICHENBERGER

Nutze deinen Atem, um Krankheiten, Schmerzen und Beschwerden zu bekämpfen und zu lindern.

Wir leben vom ersten bis zum letzten Atemzug. Atmen bestimmt unser Leben und unseren Alltag. Wir brauchen den Atem zur Erhaltung unseres Daseins und können es nur eine recht kurze Zeit aushalten, ohne zu atmen. Wir verbinden Atmen mit vielen Begriffen und Erfahrungen, die über das reine Luftholen hinausgehen. Wir benötigen den Atem beim Sprechen, Rufen und Schreien, beim Singen und Rezitieren und als Ausdrucksmittel für Zuneigung und Liebe

Atmen ist ein so elementarer Bestandteil unseres Lebens, dass sich zahlreiche Redewendungen rund ums Atmen und Luftholen in unserem Wortschatz befinden: Frei atmen, tief durchatmen, wegatmen, befreit aufatmen, atemberaubend sein, die Luft anhalten und atemlos sein – wie oft verwenden wir solche Redewendungen, um eigentlich etwas ganz anderes auszudrücken?

Richtig zu atmen ist ein zentrales Element unserer Gesundheit. In diesem Buch erzählen wir dir was passiert, wenn der Atem aus dem Rhythmus gerät. Viele Probleme und Beschwerden bis hin zu lebensbedrohlichen Situationen können daraus resultieren.

Ich weiß, wie sich Atemnot anfühlt und welche Ängste sie auslöst.

Als Lungenarzt und Intensivmediziner erlebe ich oft, welche Leiden und Beschwerden Atemnot auslösen kann. Luftnot, das Fehlen von Atem, kann herrühren von Angst, Schmerz, Unruhe und Stress, aber auch von Erkrankungen der Lunge, des Herzens und der Atemwege. Beruhigt und normalisiert sich die Atmung und verringern sich die Beschwerden des Patienten, ist das ein sicheres Zeichen, dass die Behandlung wirkungsvoll ist.

Ich weiß, wie sich Atemnot anfühlt und welche Gefühle sie auslöst. Ich habe es selbst erfahren, als ich 2003 mit fünf Kollegen der Lungenklinik der Universität Gießen zu einer Expedition in den Himalaya aufbrach. Wir wollten ein Team von Bergsteigern begleiten, die anlässlich des 50. Jubiläums der Erstbesteigung des Mount Everest (8.848 Meter) den Berg besteigen wollten. Unser Ziel war die Erforschung von Atemnot in hohen Höhen, wo auf natürliche Weise der Sauerstoff knapp wird, und es zur pulmonalen Hypertonie, dem Lungenhochdruck, kommt. Wir wollten erforschen, welche Medikamente bei dieser Erkrankung wirksam sind.

Nach umfangreichen Voruntersuchungen in Gießen brachen wir nach Nepal auf. Am Flughafen von Lukla in 2.800 Meter Höhe begannen wir den Aufstieg. Zuerst fühlte ich mich wie bei einer Bergwanderung in einer wunderschönen grünen Region mit einem unglaublichen Bergpanorama. Doch mit jedem Höhenmeter wurde die Atmung schwerer und die Schönheit der Szenerie trat langsam in den Hintergrund. Ab einer Höhe von circa 5.000 Meter musste ich alle zwei bis drei Schritte stehen bleiben, um tief durchzuatmen. Die Luftnot hat zunehmend den gesamten Tag bestimmt. Ich konnte in dieser Situation sehr genau nachempfinden, was viele Patienten mir in all meinen Jahren als Pneumologe berichtet hatten und was sie täglich erleben.

Nachdem unsere Untersuchungen abgeschlossen waren, machten wir uns wieder auf den Rückweg. Mit jedem verlorenem Höhenmeter kam der Atem zurück und damit die Freude, dass wieder genug Luft vorhanden war. Solche Erfahrungen öffnen einem die Augen für die fundamentale Wirkung der Atmung.

Ein Arzt muss sich in seine Patienten hineinversetzen können, um sie verantwortlich zu beraten.

Krankheiten zu diagnostizieren und die richtigen Therapien zu finden, reichen allein nicht aus. Ein Arzt muss sich in seine Patienten hineinversetzen können, Verständnis für ihre Ängste aufbringen, auf ihre Persönlichkeit und jeweilige Situation eingehen. Das ist der Inhalt des Wortes Empathie. Meist lernt man das erst im Laufe der täglichen Arbeit.

Man kann schnell für sich postulieren, Patienten auf Augenhöhe zu begegnen und sie verantwortlich zu beraten. Aber das ist eine schwierige Aufgabe in einer komplexen medizinischen und soziokulturellen Welt. Mir fällt es auch nach über 25-jähriger Tätigkeit manchmal schwer, die richtigen Worte zu finden, vor allem in kritischen Situationen. Dabei zählen unbestreitbar auch die fachliche Expertise und die verständliche Auf- und Erklärung der Erkrankungen zu den wesentlichen Punkten im ärztlichen Beruf und in der Behandlung von Patienten.

Ich möchte dir mit diesem Buch helfen, Leiden und Beschwerden, die mit dem Atmen zusammenhängen, zu lindern und zu bekämpfen. Ich möchte dir erklären, warum Fehlatmungen Kopfschmerzen, Erschöpfungszustände, Schlafstörungen, Verdauungsbeschwerden und Depressionen auslösen und was du dagegen tun kannst. Ich möchte, dass du weißt, dass Rückenschmerzen, verspannte Nackenmuskeln und Konzentrationsschwäche die Folge von Fehlatmungen sein können.

Nicht zuletzt soll dieses Buch eine Hilfe sein für alle, die unter Atemwegserkrankungen wie einer Bronchitis, unter einer Allergie oder unter Asthma oder COPD leiden.

Nutze deinen Atem, um Krankheiten, Schmerzen und Beschwerden zu bekämpfen und zu lindern. Ich zitiere an dieser Stelle Rainer Maria Rilke: „Atmen – du unsichtbares Gedicht!“ Schöner kann man es wohl nicht ausdrücken.

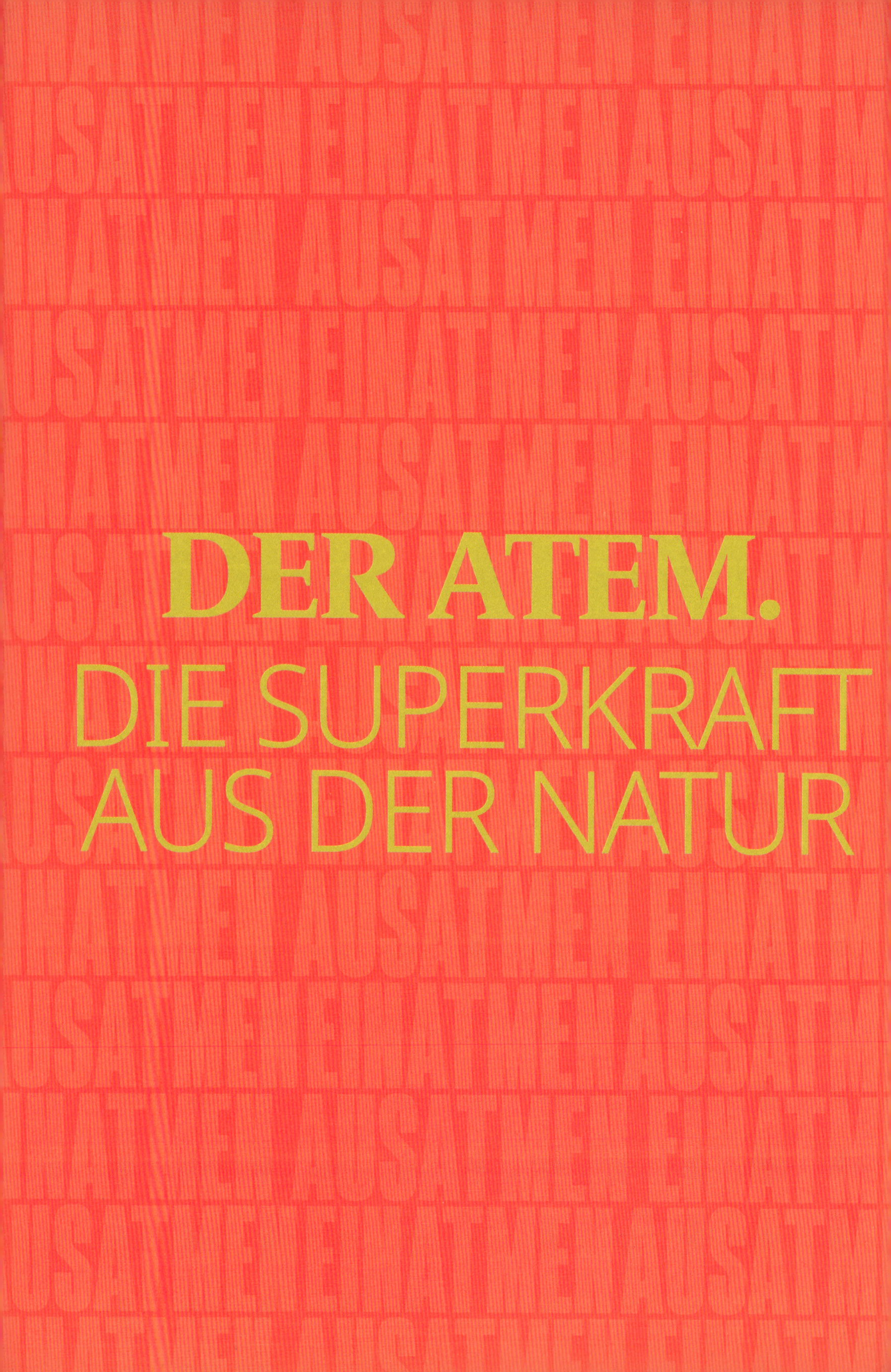
DER ATEM.
DIE SUPERKRAFT
AUS DER NATUR

ATMEN IST DIE BESTE MEDIZIN

An den Kopfschmerzen ist das Wetter schuld. Oder der Stress. Und Rückenschmerzen hat man, weil man nicht gerade sitzt oder gebeugt geht. Man leidet schon seit langem unter Schlafstörungen, aber gegen die gibt es jede Menge rezeptfreie Mittel aus der Apotheke.

Die wahre Ursache dieser gesundheitlichen Probleme liegt aber oft in uns selbst – in unserer Atmung. Fehlatmungen können viele Leiden und Schmerzen verursachen. 60 bis 80 Prozent unserer Erkrankungen haben mit Fehlatmungen zu tun, so das Ergebnis einer Untersuchung, die im Februar 2020 im International Journal Of Sports Physical Therapy erschien.

Wir atmen zu schnell, zu flach, zu hektisch, wir halten den Atem an oder geben der Lunge nicht genug Platz, um ausreichend Luft aufnehmen zu können.

Die Atmung beeinflusst auch unsere Psyche. Fehlatmungen können der Grund sein, dass man depressiv ist oder sich antriebslos fühlt, bei Kleinigkeiten gereizt reagiert, sich völlig von der Familie und den Freunden und dem ganzen Leben zurückzieht und keinen mehr an sich heranlässt.

Aber wie funktioniert unsere Atmung überhaupt? Wie entstehen Fehlatmungen? Warum führen Fehlatmungen zu Schmerzen und anderen gesundheitlichen Problemen? Wie kann es sein, dass Fehlatmungen Depressionen, Reizbarkeit und sogar Verkehrsunfälle auslösen können? Kann man testen, ob man gesund atmet? (Kann man: auf Seite 130.)

Beim Thema Atmung gibt es eine Unmenge an Fragen. Antworten findest du in diesem Buch. Und die Anleitung, wie du die Superkraft deines Atems nutzen kannst, um Beschwerden zu lindern und zu bekämpfen. Du findest Übungen, die dir helfen, Kopfschmerzen, Herzrasen, Verdauungsprobleme, Kurzatmigkeit und viele andere gesundheitliche Einschränkungen zu bekämpfen. Und Tipps, um gesünder und glücklicher zu leben. Doch damit wir unsere Superkraft nutzen können, müssen wir aber erst einmal wissen, wie sie funktioniert.

Der Atem ist ein ebenso wunderbares wie kraftvolles Geschenk der Natur.

Atmen erhält uns am Leben, ohne dass wir bewusst etwas tun müssen. Erwachsene atmen in Ruhe 12- bis 17-mal in der Minute ein und aus. Dabei strömen jedes Mal 0,5 bis 0,7 Liter Luft in den Körper hinein und wieder heraus, pro Tag sind das durchschnittlich 10.000 Liter. Um sich diese Menge besser vorstellen zu können: 10.000 Liter fasst ein Swimmingpool mit ungefähr 4,50 Meter Länge und 2,40 Meter Breite bei einer Tiefe von 1 Meter.

FÜNF WEGE, WIE DIE LUFT IN UNSEREN KÖRPER KOMMT

Aber dann fangen die Unterschiede an. Wie nutzen wir die einströmende Luft? Warum fühlt sich die Luft beim Einatmen manchmal wärmer und manchmal kühler an? Wie atmet man ein, damit die Luft möglichst sauber ist? Warum spielen manchmal Muskeln beim Einatmen mit, die eigentlich gar nichts damit zu tun haben? Warum ist Einatmen manchmal so anstrengend? All das hat mit den fünf verschiedenen Atmungsformen zu tun:

1. MUNDATMUNG:

Die Luft strömt über den Mund- und Rachenraum direkt in die Lunge. Sie wird dabei nicht so stark erwärmt, wie beim Einatmen durch die Nase, und sie enthält eventuell mehr Schwebstoffe, Pollen, Bakterien und Viren.

2. NASENATMUNG:

Beim Einatmen durch die Nase wird die Luft gereinigt und angewärmt, dafür sorgt die Schleimhaut. Durch einen Schnupfen oder eine Erkältung kann sich die Schleimhaut entzünden und es kommt zu einer verstopften oder blutenden Nase. Mit der gereinigten Luft strömt außerdem Stickstoffmonoxid (NO) durch die Atemwege bis zur Lunge und den Alveolen. NO wird in den Nasennebenhöhlen produziert und fördert die Durchblutung der Lungen.

3. HOCHATMUNG:

Wenn sich der Brustkorb nicht bewegt und nach außen wölbt, kann sich die Lunge nicht im Brustkorb, Bauch oder in Richtung Rücken oder Becken ausdehnen. Sie muss sich daher nach oben hin Platz verschaffen. Dabei helfen die Halsmuskeln und auch die Nacken- und Schultermuskeln mit, die den Brustkorb bei jedem Atemzug nach oben ziehen. Diese Atmung ist extrem anstrengend und es gelangt zu wenig Luft in die Lunge.

4. BRUSTATMUNG:

Beim Einatmen zieht sich die Zwischenrippenmuskulatur zusammen und dreht sich nach außen, dadurch haben die Lungenflügel ausreichend Platz, um sich auszuweiten und Luft einströmen zu lassen. Beim Ausatmen entspannt sich die Muskulatur, dreht sich zurück und senkt sich wieder. Die Brustatmung benutzen wir unbewusst, wenn wir unter Stress stehen oder uns körperlich anstrengen müssen.

5. BAUCHATMUNG:

Hier spielt das Zwerchfell die Hauptrolle: Es zieht sich beim Einatmen zusammen und drückt die Eingeweide nach unten, dadurch wölbt dich der Bauch vor. Diese Form der Atmung nutzen Sänger, Schauspieler und Synchronsprecher sowie alle Menschen, die aus Berufsgründen ihren Atem kontrollieren müssen. Bei der Bauchatmung kann man einen Teil der eingeatmeten Luft als Reserve zurückhalten und kontrolliert und gleichmäßig ausatmen.

MUND ODER NASE – WIE ATMET MAN BESSER?

Vielleicht fragst du dich jetzt, was denn nun besser ist. Mund- oder Nasenatmung? Die Antwort lautet: beide funktionieren gleich gut, haben aber unterschiedliche Vorzüge. Der Mund mit seinem großen Durchmesser bringt mehr Luft in die Lunge – ist also in manchen Situationen, zum Beispiel bei sportlichen Aktivitäten, der Nasenatmung vorzuziehen. Zu schnell durch den Mund ein- und auszuatmen kann jedoch zur Hyperventilation führen. Dabei sinkt der Kohlendioxidspiegel (CO_2) im Blut schnell ab und die Folge sind Schwindel, Herzrasen, Zittern, Luftnot oder Kribbeln in Fingerspitzen oder Füßen. In der Nase wiederrum wird die Luft effektiver gereinigt und angewärmt, was das Atmen besonders im Winter angenehmer macht.

MIGRÄNE & KOPF-SCHMERZEN

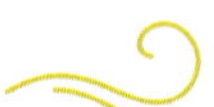

**Wenn es drückt,
sticht, hämmert und pocht …
Und was deine Atmung
damit zu tun hat**

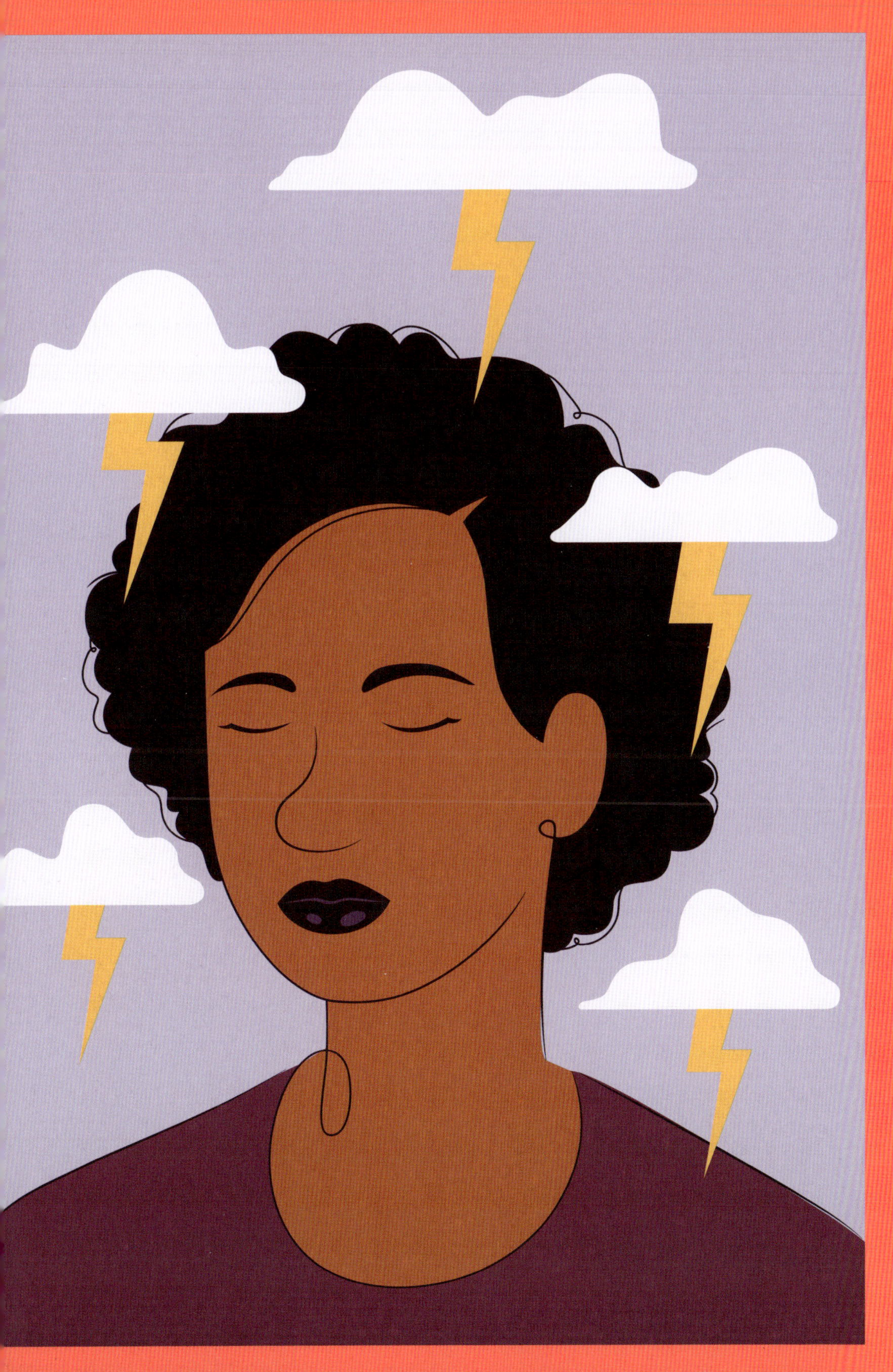

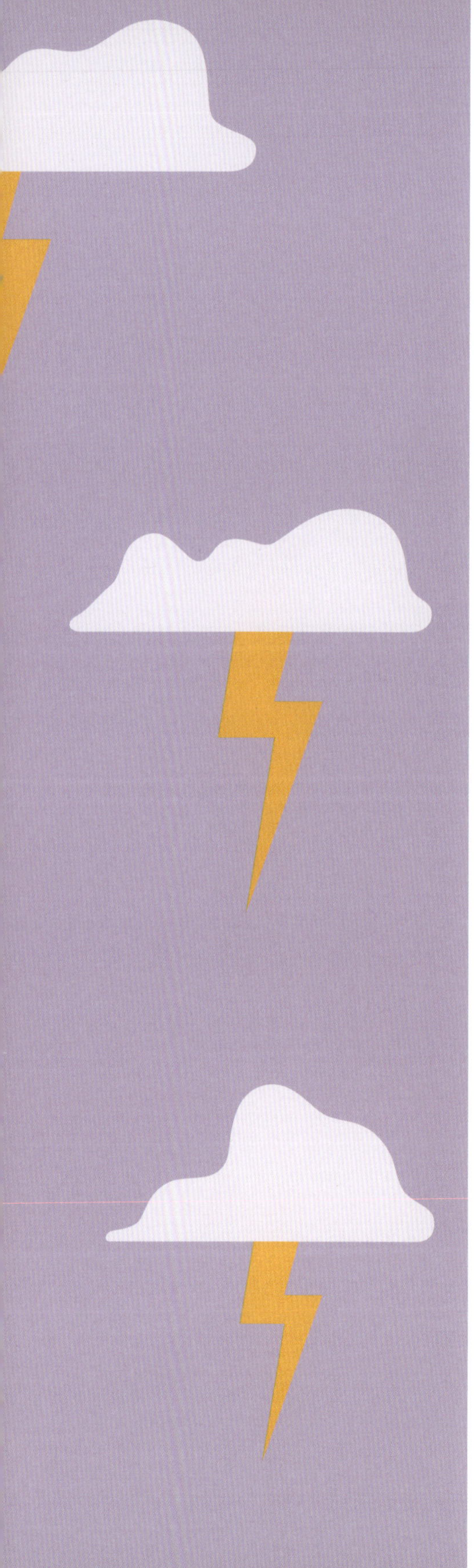

Du leidest unter Kopfschmerzen oder Migräne? Damit bist du nicht allein, ganz im Gegenteil. Eine Untersuchung der Techniker Krankenkasse aus dem Jahr 2020 ergab, dass allein in Deutschland etwa 54 Millionen Menschen unter vorübergehenden oder anhaltenden Kopfschmerzen leiden. Dabei sind Frauen dreimal häufiger betroffen als Männer. Eine Studie der Kopfschmerz-Zentren in Österreich aus dem Jahr 2019 kam zu einem ähnlichen Ergebnis: 56 Prozent der befragten Frauen und Männer leiden an episodischen Kopfschmerzen. Bei 38 Prozent waren die Schmerzen chronisch.

Eine 2020 an der Universität Wien erarbeitete Studie, die im August desselben Jahres im Current Pain and Headache Reports erschien, zeigt, wie stark auch Jugendliche von Kopfschmerzen und Migräne betroffen sind: 82,1 Prozent der befragten Mädchen zwischen zehn und 18 Jahren leiden häufig unter Kopfschmerzen und 67,7 Prozent der Jungen. Eine Untersuchung der Deutschen Schmerzgesellschaft und der Deutschen Migräne- und Kopfschmerzgesellschaft aus dem Jahr 2021 bestätigt ähnlich hohe Zahlen: Zwei Drittel der Jugendlichen leiden demnach regelmäßig unter Kopfschmerzen. Doch es gibt Kopfschmerzen und Kopfschmerzen.

Manche Dinge bereiten jedem von uns Kopfschmerzen. Zum Beispiel die Suche nach neuen Argumenten, um die Tochter zu überzeugen, dass sie bitte endlich anfängt, sich auf die Abiturprüfungen vorzubereiten. Oder wenn das Finanzamt Belege einfordert, die längst im Müll verschwunden sind. Die Belege sind weg, die Kopfschmerzen sind da. Sie hören aber nach einer relativ kurzen Zeit wieder auf, wenn man ein Fenster öffnet und tief durchatmet.

Anhaltender und über einen längeren Zeitraum immer wiederkehrender Stress jedoch kann dauerhafte oder periodisch auftretende Schmerzen im Kopf auslösen.

MIGRÄNE – DAS GEWITTER IM KOPF

Migräne unterscheidet sich von Kopfschmerzen darin, dass die Symptome deutlich schmerzhafter sind.

Auslöser für eine Migräneattacke können Stress, grelles Licht, Wetterschwankungen, Hormonschwankungen, zum Beispiel zyklusbedingt, starker Lärm und Übermüdung sein. Die ersten Anzeichen für einen Migräneanfall zeigen sich meist schon ein paar Stunden oder sogar Tage vor der Attacke, beispielsweise mit Müdigkeit, Heißhunger oder Konzentrationsproblemen.

Die Symptome zeigen sich als verschiedenartige Schmerzen, die denen von Kopfschmerzen ähneln. Sie werden als stechend, pochend, dumpf oder drückend empfunden, sind aber insgesamt bei Migräne wesentlich schmerzhafter. Manche Patientinnen und Patienten haben das Gefühl, als würde ihr Kopf platzen. Viele Betroffene beschreiben die Schmerzen als eine Art Gewitter im Kopf: Blitze und dumpfes Hämmern würden sich mit pochenden und pulsierenden Schmerzen abwechseln. Häufig ist jeweils nur eine Kopfseite betroffen, mal die rechte, mal die linke, und die Schmerzen wechseln hin und her.

Was die Häufigkeit von Migräneattacken betrifft: Manche Menschen haben nur ein- oder zweimal im Jahr eine Attacke, andere mehrmals im Jahr, es gibt aber auch Patienten, die mehrmals im Monat oder auch täglich unter Migräne leiden.

Da Migräne eine neurologische Erkrankung ist, wird sie medikamentös behandelt. Die Behandlung kann nur die Ärztin oder der Arzt in Absprache mit dem Patienten festlegen. Von einer Selbstmedikation, für die sich viele Erkrankte entscheiden, ist abzuraten. Nach Schätzungen der Deutschen Migräne- und Kopfschmerzgesellschaft von 2019 greifen mehr als die Hälfte der Migränepatienten zu nicht verschreibungspflichtigen Medikamenten aus der Apotheke, die letztendlich die Schmerzen noch verstärken und häufigere Attacken verursachen können.

KOPFSCHMERZEN

Zu wenig Sauerstoff im Blut? Kopfschmerzen drohen

Bei jedem Einatmen nimmt die Lunge Sauerstoff auf. Er wird über den Blutkreislauf bis in die hintersten Ecken unseres Körpers transportiert und dort aufgebraucht. Arbeitet die Lunge nicht ausreichend, gelangt zu wenig Luft und damit zu wenig Sauerstoff in den Körper. Kommt in der Folge zu wenig Sauerstoff im Gehirn an, kann dies zu Kopfschmerzen führen.

Zu viel Hämoglobin im Blut? Kopfschmerzen können die Folge sein

Gesundes Blut enthält unter anderem verschiedene Eiweiße im Blutplasma, die viele Aufgaben erfüllen. Sie sorgen beispielsweise für eine gesunde Haut, ein festes Bindegewebe und den wichtigen Transport von Medikamenten im Körper. Ein weiterer Bestandteil des Blutes sind Erythrozyten, die roten Blutkörperchen, die Hämoglobin enthalten. Hämoglobin ist das Transportmittel für den Sauerstoff, der in jedem Organ und in jeder Zelle verteilt werden muss. Außerdem enthält unser Blut Leukozyten, weiße Blutkörperchen, die zum Immunsystem gehören und uns vor Infektionen und Erkrankungen schützen. Nicht zu vergessen die Thrombozyten, die eine wesentliche Rolle bei der Blutgerinnung des Körpers spielen.

Bei Sauerstoffmangel schüttet der Körper vermehrt rote Blutkörperchen aus dem Knochenmark aus, wo die meisten Blutzellen gebildet werden. In der Folge verdickt sich das Blut, es kann nur noch verlangsamt durch den Körper fließen. Das Risiko für Kopfschmerzen steigt.

Verspannter Brustkorb? Das kann zu Kopfschmerzen führen

Damit der Mechanismus des Atmens gut funktioniert, müssen auch der Brustkorb, das Zwerchfell und die Atemhilfsmuskulatur einwandfrei mitarbeiten. Diese Muskeln befinden sich auf der Vorder- und Rückseite des Brustkorbs, die Zwischenrippenmuskeln verlaufen um den Brustkorb herum. Ist der Brustkorb verspannt, sind das Zwerchfell und die Atemhilfsmuskulatur beeinträchtigt. Führt die Verspannung bis zu den Halsmuskeln, sind Kopfschmerzen die Folge.

Die Luft kann Kopfschmerzen auslösen? Aber ja!

Luft ist ein unsichtbares Gasgemisch. Sie besteht in der Hauptsache aus Stickstoff und Sauerstoff, Argon und Kohlenstoffdioxid, aber sie enthält auch Staub und Schadstoffe. Auch wenn wir sie nicht sehen können, so spüren wir doch die Auswirkungen – zum Beispiel in Form von Kopfschmerzen. Vor allem in Innenräumen ist das Risiko für Kopfschmerzen groß, da dort Staub und Schadstoffe vermehrt auftreten.

Schadstoffe, die uns Kopfschmerzen bereiten

Kohlenmonoxid (CO) ist ein giftiges farb- und geruchloses Gas, das bei der unvollständigen Verbrennung von Brenn- und Treibstoffen, aber auch beim Konsum von Tabak und E-Zigaretten entsteht. Immer dann, wenn bei diesen Prozessen nicht genügend Sauerstoff vorhanden ist, entsteht Kohlenmonoxid. Es „klammert" sich an die roten Blutkörperchen, die ja eigentlich Sauerstoff transportieren sollen. Die Folge: Die Organe können nicht mehr mit ausreichend Sauerstoff versorgt werden. Wir spüren das unter anderem an Müdigkeit, Kopfschmerzen, Luftnot und Übelkeit. In höherer Konzentration wirkt Kohlenmonoxid

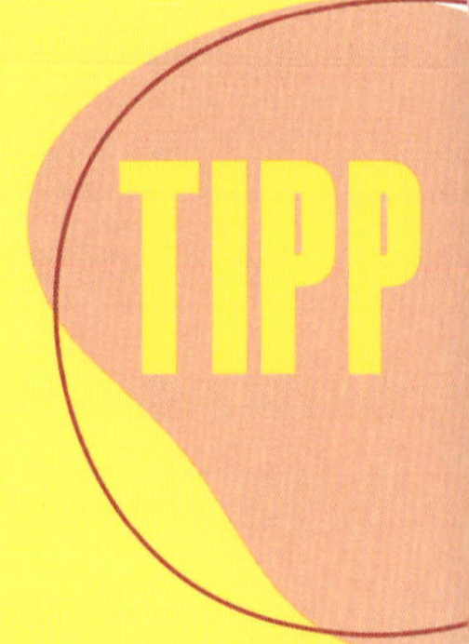

Sechs Tipps gegen Kopfschmerzen & Migräne, die wichtiger sind, als du denkst

1

VORSORGEN IST SO EINFACH

Wechselduschen und der Verzicht auf Alkohol können dafür sorgen, dass sich die Häufigkeit der Migräneanfälle verringert.

EINE BRILLE AUFSETZEN

Bei einer akuten Migräneattacke kann eine kühlende Gel-Brille aus dem Eisfach helfen, zur Not tut es aber auch ein kalter Waschlappen auf der Stirn.

VORHÄNGE ZU

Betroffene sollten sich in ein abgedunkeltes Zimmer zurückziehen, denn oft verstärkt Licht die Symptome.

SCHMECKT GUT, TUT GUT

Silberweide wirkt schmerzstillend und entzündungshemmend. Für 1 Tasse Tee wird 1 TL fein geschnittenes Silberweidekraut mit 200 ml heißem Wasser übergossen. 10 Minuten zugedeckt ziehen lassen, dann abseihen und zweimal täglich 1 Tasse davon trinken.

PESTWURZ

Eine gute Alternative zur Silberweide ist die Pestwurz. Pestwurz wirkt krampflösend und -stillend, schmerzlindernd und entzündungshemmend. Zubereitung: siehe Silberweiden-Tee (Punkt 4).

ÖFTER MAL ENTSPANNEN

Geeignet sind Entspannungsübungen aus der progressiven Muskelentspannung nach Jacobson. Übungen dazu findest du auf den Seiten 26 und 28.

als starkes Atemgift, das im schlimmsten Fall sogar zum Tod führen kann.

Ozon (O3) ist ein farbloses, sehr reaktionsfreudiges Gas. Dieser chemische Begriff bedeutet, dass sich Ozon schnell mit anderen Sauerstoffmolekülen verbindet. Die positive Seite von Ozon: Die natürliche Ozonschicht in der Stratosphäre schützt Menschen, Tiere und Pflanzen vor der schädlichen UV-Strahlung der Sonne. Die negative Seite: Bei erhöhter Ozonkonzentration in bodennahen Luftschichten kann das Gas beim Einatmen Kopfschmerzen auslösen, die Augen reizen und über die Schleimhäute auch die Atemwege angreifen.

Für einen Anstieg des Ozongehalts in der Luft sind vor allem Hitze und starker Autoverkehr verantwortlich. Wir kennen alle die Ozon-Warnungen, die im Sommer von Umweltministerien gemeldet werden. Die Konzentration des Reizgases Ozon ist im Sommer zwischen 14 und 17 Uhr am höchsten. Das Gas ist also ein „Spätaufsteher" – wer Kopfschmerzen vermeiden will, bleibt im Sommer nachmittags lieber zu Hause.

Kohlendioxid ist ein ebenfalls geruch- und farbloses Gas, das unter anderem vom Menschen ausgeatmet wird. Das ist ein natürlicher und ungefährlicher Vorgang. Halten sich aber viele Menschen in einem Raum auf, steigt bei unzureichender Lüftung der CO_2-Spiegel schnell an. In zu hoher Konzentration führt das zu Kopfschmerzen, Schwäche und Unwohlsein. Im Extremfall kann sogar ein Atemstillstand ausgelöst werden.

Spar dir den Weg in die Apotheke und die Tabletten: Setze lieber auf natürliche Anti-Kopfschmerz-„Medikamente" wie Heilpflanzen und Atemübungen. Die haben keine Nebenwirkungen und du kannst ausprobieren, welche dir am besten helfen.

Statt Kopfschmerzen: Lass lieber frische Luft herein

Regelmäßiges und häufiges Lüften der Räume ist ein wirkungsvolles und kostenloses Antikopfschmerzmittel. Da der Luftaustausch umso schneller stattfindet, je höher die Temperaturunterschiede zwischen innen und außen sind, gilt als Regel: Je höher die Außentemperatur, desto länger muss gelüftet werden. Bei einem durchschnittlich großen Raum mit normaler Fenstergröße lüftest du so lange:

Dezember, Januar und Februar: 5 Minuten
März und November: 10 Minuten
April und September: 15 Minuten
Mai und Oktober: 20 Minuten
Juni, Juli und August: 25 Minuten

Beim Lüften gilt: jeweils dreimal täglich, die Fenster dabei nicht nur kippen, sondern ganz öffnen.

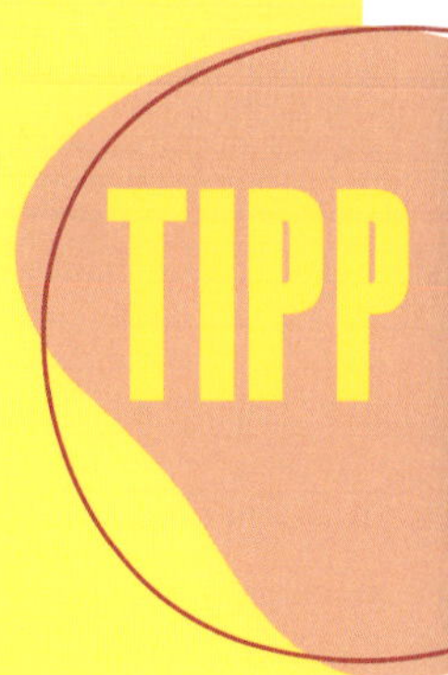

Sieh mal an, was Ingwer alles kann

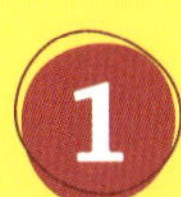

ANTI-KOPFSCHMERZ-MASSAGE

Ingwer ist eine natürliche Heilpflanze, deren ätherisches Öl Schmerzen lindert und gegen Übelkeit hilft. Bei Kopfschmerzen hilft das Anti-Kopfschmerz-Massageöl:

1 Tropfen Ingweröl (aus der Apotheke oder dem Reformhaus) mit 1 EL Sonnenblumenöl vermischen und mit kreisenden Bewegungen in die Stirn massieren. Die Augen bitte aussparen!

Ein Tipp für Menschen, die besonders häufig Stress ausgesetzt sind: immer ein kleines Fläschchen Ingweröl griffbereit haben. Ingweröl hilft übrigens auch bei Gelenk- und Muskelschmerzen. Auf Seite 61 findest du mehr dazu.

ENTSPANNUNGSBAD

Eine Alternative zur Ingweröl-Massage ist ein entspannendes Ingweröl-Bad. 10 Tropfen Ingweröl in das heiße Badewasser geben, 20 Minuten ausruhen und an nichts denken. Das ätherische Öl lindert Kopfschmerzen und das Bad entspannt den Körper.

Ideal ist eine Wassertemperatur zwischen 36° bis 38° Celsius, höher sollte die Temperatur nicht sein, um das Herz-Kreislauf-System nicht zu belasten. Aus demselben Grund sollte man nach 20 Minuten auch aus der Badewanne steigen. Ein 5-Minuten-Bad ist nicht zu empfehlen, es ist weder für den Körper noch für die Seele entspannend. Die beste Uhrzeit für ein Bad ist 21 Uhr – schließlich macht baden müde und anschließend kannst du entspannt ins Bett gehen.

ÜBUNG 1

Bhramari Pranayama, die Bienen-Atmung

Zu einer der bekanntesten Übungen im Yoga zählt Bhramari Pranayama, die Bienen-Atmung. Sie erleichtert das Atmen, lindert Kopfschmerzen und entspannt Seele und Körper. Sie hilft auch bei Migräneanfällen, denn die Übung kann den Blutdruck senken, was die Beschwerden lindert.

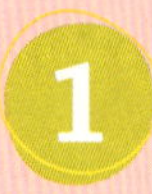

Suche dir einen stillen, gut gelüfteten Ort, an dem dich niemand stört. Ziehe bequeme Kleidung an und setze dich aufrecht auf einen Hocker, die Füße stehen in Hüftbreite nebeneinander auf dem Boden, die Hände hängen locker an den Seiten. Schließe die Augen und lächle.

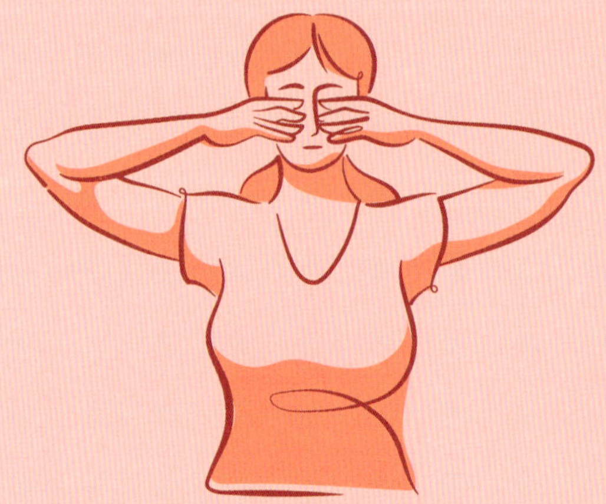

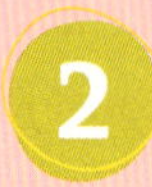

Nun die Arme seitlich heben und die Ellbogen anwinkeln, sodass sich Unterarme und Hände vor dem Oberkörper befinden.

3

Die Arme so weit anheben, dass du die Daumen auf die Ohrknorpel legen kannst. Die Handflächen mit den Fingern liegen rechts und links von der Nase auf den Wangen. Die Zeigefinger ruhen auf der oberen Seite des Jochbeins, das heißt knapp unter dem Auge, oder unter den Augenbrauen über dem geschlossenen Lid, die kleinen Finger ein kleines Stück unter dem Jochbein, schau dir die Illustration an, so geht's.

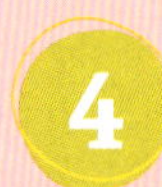

Atme nun tief und langsam durch die Nase ein und aus. Beim langsamen Ausatmen drücke auf die Ohrknorpel (es soll nicht schmerzen). Dabei summst du wie eine Biene.

Die Daumen wieder lockerlassen und langsam einatmen. Wiederhole die Übung zwei- bis dreimal. Halte nach dem letzten Durchgang die Augen noch eine Weile geschlossen und atme noch ein paar Atemzüge ruhig ein und aus.

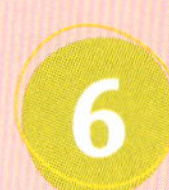

Als Prophylaxe kannst du die Bienen-Atmung einmal täglich ausführen. In akuten Fällen kannst du diese Übung gut im abgeschlossenen Büro, in einem nur selten benutzten Treppenhaus oder im Ruheraum der Firma durchführen.

Ach ja: Über den Tipp mit der Bienen-Atmung freuen sich garantiert auch Kollegen und Bekannte sowie alle anderen, die unter Kopfschmerzen leiden.

Pranayama – mit Körper und Seele ins Schlafland reisen

Pranayama werden im Yoga spezielle Atemübungen genannt, durch die Körper und Geist zusammengeführt werden sollen. Der Name leitet sich ab von „Prana", der Bezeichnung für Lebensenergie, aber auch für Atem, und „Ayama", das für Kontrolle steht. Bei Pranayama wird die Konzentration auf die Atmung gelenkt und es werden bestimmte Atemtechniken angewandt, die das Bewusstsein positiv beeinflussen. Pranayama-Übungen vergrößern auf Dauer das Atemvolumen und wirken sich positiv auf den Gasaustausch in der Lunge aus. Da sie ebenfalls Puls und Blutdruck senken, helfen sie, den Körper zu entspannen, und wirken so Schlafstörungen entgegen.

Progressive Muskelentspannung – lass mal die Muskeln spielen

Die progressive Muskelentspannung beruht auf der Wirkung von An- und Entspannung. Bei starker Anspannung der Muskeln verkürzen sich die Muskelfasern, bei der folgenden Entspannung verlängern sie sich wieder. Die Übungen wirken positiv auf das zentrale Nervensystem, sie beruhigen bei Stress und sorgen dafür, dass die Atmung ganz natürlich fließt. Bei den Übungen konzentriert man sich ganz auf seinen Körper beziehungsweise auf einzelne Körperteile. Dadurch ist man entspannt im Hier und Jetzt. Das alles hilft, Kopfschmerzen und auch Migräne vorzubeugen und zu bekämpfen. Übungen zur progressiven Muskelentspannung findest du auf den Seiten 26 und 28.

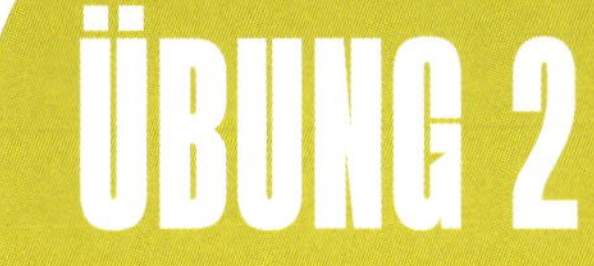

Ruhig mal den Kopf einziehen

Diese Übung gehört zur progressiven Muskelentspannung

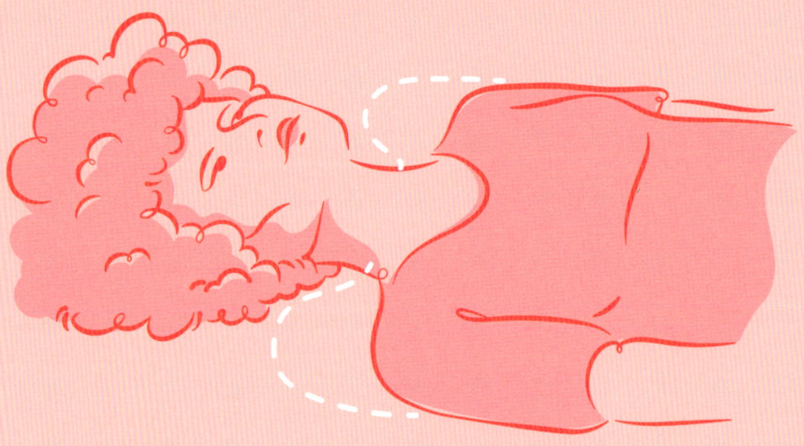

1

Lege dich rücklings auf den Boden, die Beine liegen nebeneinander und sind locker ausgestreckt. Die Arme liegen seitlich am Körper. Sei ganz entspannt und versuche nicht, Arme oder Hände bewusst an einer Stelle zu platzieren. Der Kopf ruht auf dem Boden, ebenso die Schultern.

2

Jetzt die Muskeln anspannen, die Schultern langsam nach oben und den Kopf langsam Richtung Schulter ziehen. Dabei den Hinterkopf fest auf den Boden drücken.

3

Deine Gedanken sind auf das konzentriert, was du fühlst. Spüre die Anspannung der Muskeln. Die Position 5 Sekunden halten, dann entspannen und 5 Sekunden innehalten.

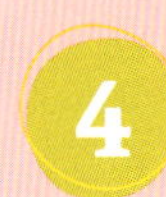

Wiederhole die Übung fünfmal und mache täglich einen Durchgang. In einer akuten Phase kannst du auf drei Durchgänge pro Tag erhöhen.

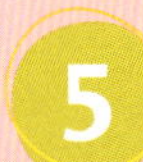

Gut möglich, dass du die Entspannung als wohlig und warm empfindest – das ist gut so, denn das entspannt zusätzlich und hilft noch mal stärker gegen die Kopfschmerzen.

Ein willkommener Nebeneffekt: Die Muskeln werden besser durchblutet und damit wird mehr Sauerstoff in alle Körperzellen transportiert. Das wirkt wie ein Schutzschild vor Kopfschmerzen.

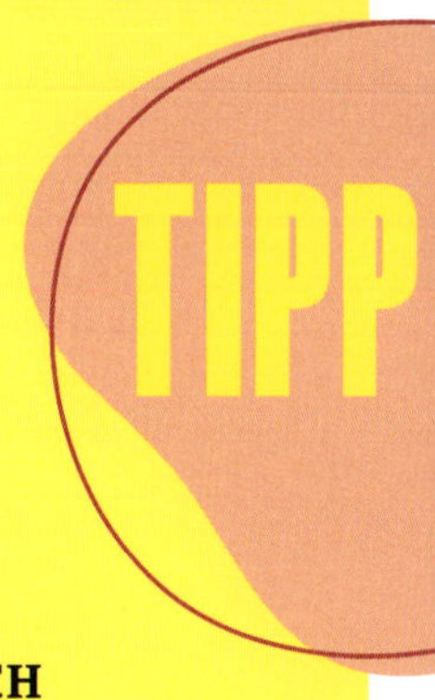

MAN KANN ES DOCH MAL AUSPROBIEREN!

Es lohnt sich, diese und andere Übungen in den Alltag einzubauen, um Stress besser verarbeiten zu können und damit Kopfschmerzen vorzubeugen. Vielleicht zuerst nur dreimal die Woche? Das wär doch schon was. Und dann langsam steigern. Die Übungen dauern nicht länger als ein paar Minuten.

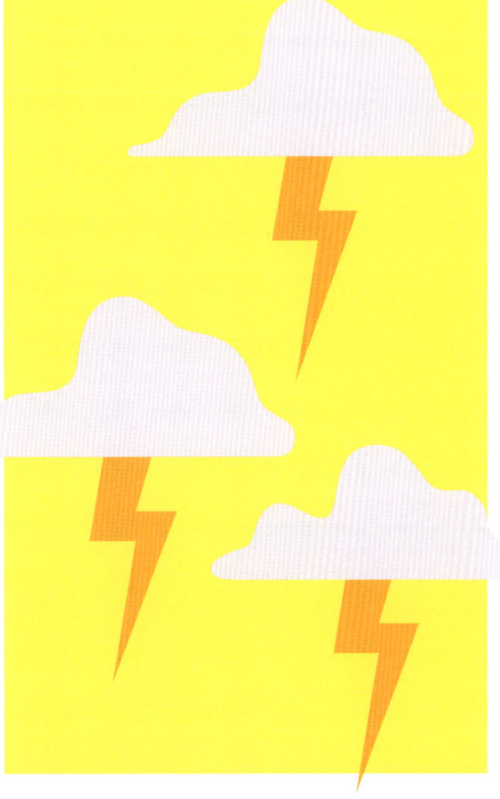

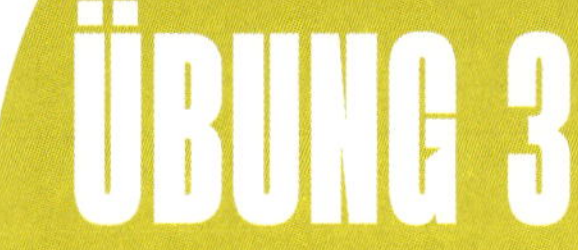

Manche Dinge muss man selbst in die Hand nehmen

Diese Übung gehört zur progressiven Muskelentspannung

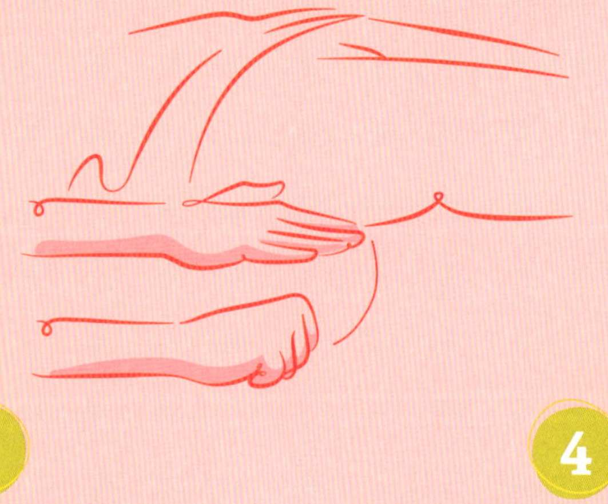

1

Lege dich rücklings auf den Boden, die Beine liegen nebeneinander und sind locker ausgestreckt, die Füße fallen seitlich nach außen.

2

Die Arme ruhen seitlich am Körper, auch sie sind ganz locker, kein Muskel ist angespannt. Die Handflächen ruhen auf dem Boden, auch Hände und Finger sind ganz locker.

Nun die rechte Hand fest zu einer Faust ballen und 5 Sekunden halten. Die Gedanken dabei ganz auf die Faust und die Anspannung konzentrieren.

4

Die Hand wieder öffnen und lockern, 5 Sekunden innehalten. Die Gedanken verweilen weiter auf der nun entspannten Hand. Dann die Hand wieder fest zur Faust ballen, die Spannung halten und wieder lockerlassen.

Wiederhole die Übung fünfmal und führe sie dann fünfmal mit der linken Hand aus. Mache zweimal täglich drei Durchgänge (ein Durchgang heißt fünfmal links und fünfmal rechts).

Kein Scherz: Lach doch mal wieder!

Was macht ein Mathematiker im Garten? Wurzeln ziehen!

Hast du jetzt gelacht? Gut! Beim Lachen atmet man Kopf- und andere Schmerzen weg. Durch die schnelle Atmung wird der Gasaustausch in der Lunge auf das Dreifache erhöht, dabei spannt sich das Zwerchfell. So können sich die Lungenflügel ausdehnen und mehr Luft aufnehmen. Das Herz muss schneller schlagen, um das mit dem Sauerstoff angereicherte Blut in die Umlaufbahn zu pumpen. Der Organismus arbeitet aktiver als sonst und ebenso der Stoffwechsel.

Nach dem Lachanfall kehrt wieder Ruhe ein, der Körper entspannt sich und man fühlt sich wohl. Ein zusätzlicher schöner Nebeneffekt, den das limbische System auslöst: Es schüttet Endorphine aus, die uns Glücksgefühle schenken.

Nach Schätzungen lachen wir 18-mal am Tag – und Frauen lachen häufiger als Männer. Wie gut, dass lachen ansteckend ist!

BITTE EIN BISSCHEN HUMOR

Anlässe für Kopfschmerzen gab es bei mir ja mehr als genug: Stress, Angst, jede Menge Medikamente und Infusionen – und dazu immer wieder lange Wartezeiten in schlecht oder gar nicht gelüfteten Wartezimmern, wenn mal wieder spezielle Untersuchungen anstanden.

Nach den beiden Lungenoperationen habe ich heute noch knapp 50 Prozent Lungenkapazität, meine Atmung ist also stark eingeschränkt. Mein Humor aber nicht. Ich habe den Krankenschwestern während meiner zahlreichen „Besuche" in mindestens sechs Münchner Kliniken oft Witze erzählt. Wenn sie gelacht haben, musste ich automatisch auch lachen. Oft haben sie mir dann Witze oder komische Geschichten von ihren Kindern erzählt und es gab noch mehr zu lachen. Ich konnte wieder leichter atmen und den Kopfschmerzen „Bye, bye" sagen.

Professor Reichenberger hat erfreulicherweise – im Gegensatz zu den allermeisten Ärzten – Humor. Das nimmt vielen Situationen die Spannung und den Stress und hilft gegen Kopfschmerzen.

CORNELIA EYSSEN

STRESS, MÜDIGKEIT, ERSCHÖPFUNG

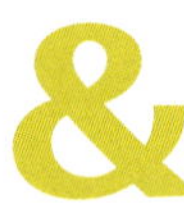

KONZENTRATIONS-SCHWÄCHE

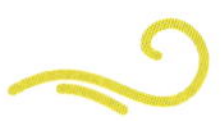

**Jeden Tag Stress, immer in Eile –
Zeit durchzuatmen und Energie zu tanken**

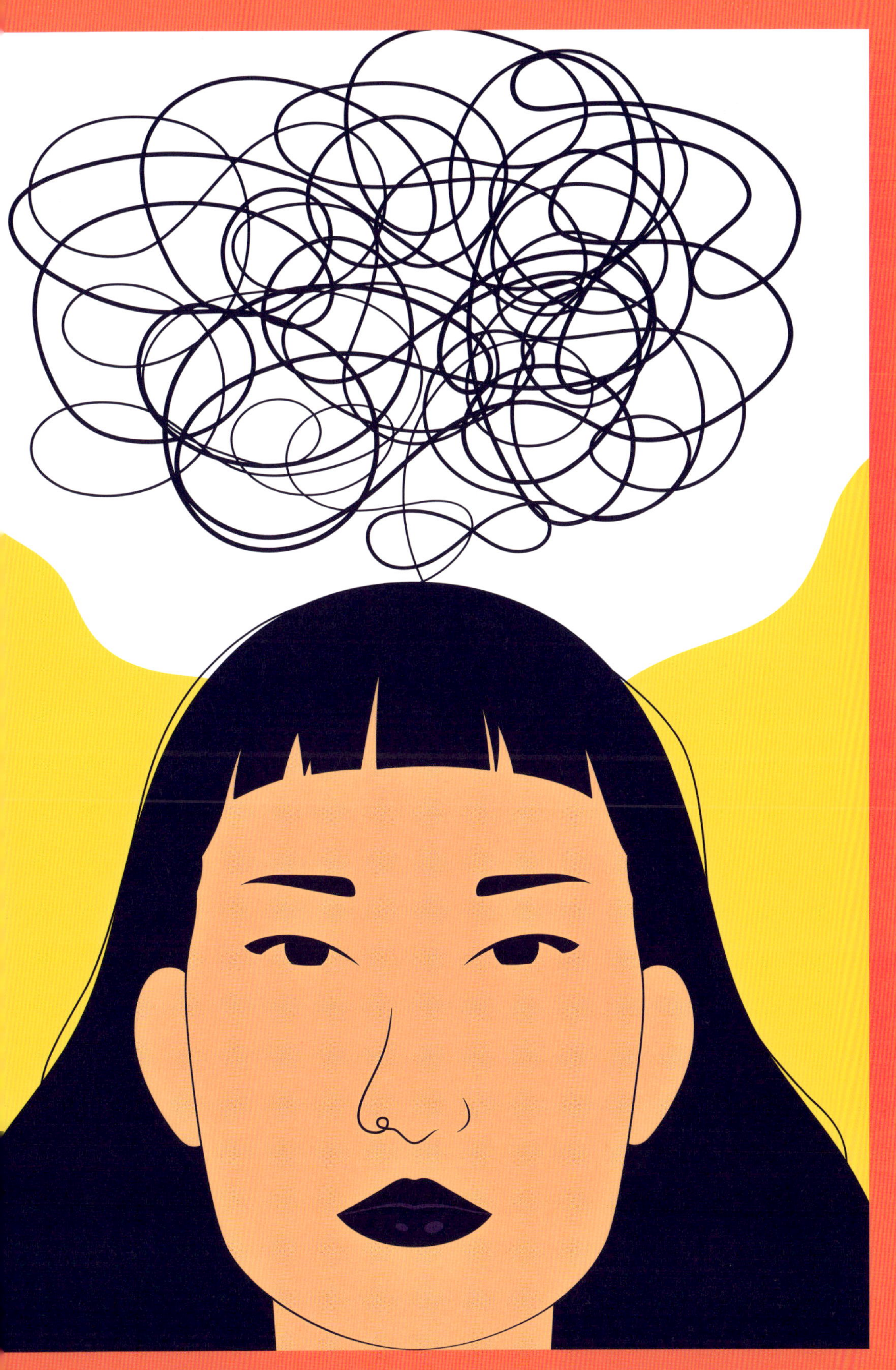

Ständig gibt es etwas zu erledigen. Im Job steigen die Anforderungen, die Termine häufen sich und auch das Privatleben ist vollgepackt mit Alltagspflichten, Verabredungen und Erledigungen.

Ja: Computer, Smartphone und kluge Haushaltsgeräte erleichtern uns das Leben, aber letztendlich führen sie auch dazu, dass wir die Tage mit noch mehr Tätigkeiten füllen. So bleibt kaum Zeit zum Durchatmen, wir sind erschöpft, ausgepowert und müde. Macht man immer so weiter, kann das bis zu einem Burnout-Syndrom führen.

Umso wichtiger ist es, Stress zu reduzieren und, wo es geht, zu vermeiden. Das ist manchmal schwierig, denn man kann nicht einfach nach Hause gehen, wenn noch Arbeit auf dem Tisch liegt. Es ist auch nur schwer möglich, Termine, Besorgungen, Einladungen und Verabredungen kurzfristig abzusagen, weil man müde und erschöpft ist. Aber man kann dem Körper und der Seele helfen, Stress besser zu verarbeiten, neue Energie zu schöpfen und wieder leichter und befreiter atmen zu können.

Bei Müdigkeit und Erschöpfung

Wenn wir zu flach und zu schnell ausatmen, bleibt Luft in der Lunge zurück. Beim Einatmen kann sie dann weniger Luft aufnehmen. Das beeinträchtig die Atemkraft des Körpers. Wir werden müde und fühlen uns schlapp.

Bei Konzentrationsschwäche

Konzentrationsschwäche kann die Folge einer Fehlatmung sein. Atmen wir zu flach, strömt nicht ausreichend Luft in die Lunge. Der Körper ist alarmiert und konzentriert sich verstärkt auf die Atmung. Dabei kommt seine eigentliche Arbeit, nämlich dafür zu sorgen, dass alle Organe richtig arbeiten, zu kurz.

Das Gehirn verbraucht eine Unmenge an Energie, um zu funktionieren. Deshalb sind regelmäßige Mahlzeiten wichtig. Gib ihm also Futter!

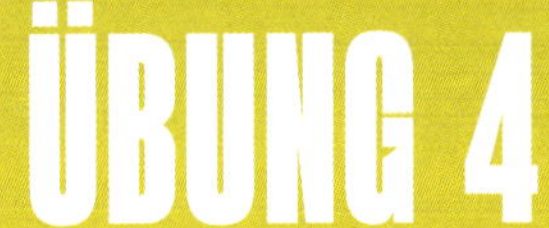

Ausgepowert? Müde? Im Flow zu mehr Energie

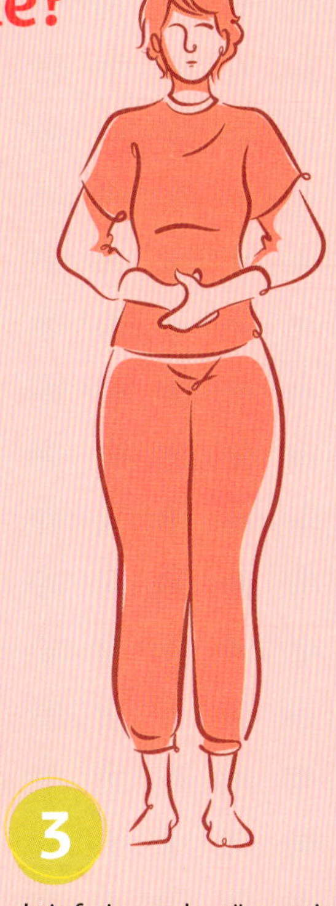

Dantian ist ein Begriff aus dem Daoismus und beschreibt die drei energetischen Zentren des Körpers. Es gibt den oberen, den mittleren und den unteren Dantian. Der untere Dantian liegt knapp unter dem Bauchnabel hinter den Bauchmuskeln. Diese Dantian-Übung entspannt die Seele und den Körper, schenkt neue Energie und versorgt den Körper mit viel Sauerstoff.

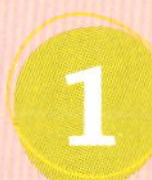

Stelle dich aufrecht hin, die Füße stehen locker nebeneinander.

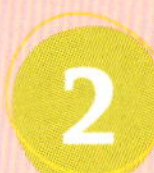

Lege die Zungenspitze während der Übung ohne Druck hinter die oberen Schneidezähne. Lege die rechte Handinnenseite auf den Bauch, über den Bauchnabel, und die linke Handinnenfläche darüber.

3

Atme langsam und tief ein und spüre, wie die unteren Bauchmuskeln sich entspannen und der Unterbauch sich weitet. Achte darauf, dass du die aufrechte Haltung des Oberkörpers beibehältst und dich nicht verspannst.

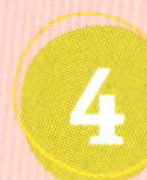

Beim Ausatmen zieht sich der Bauch unterhalb des Nabels sanft nach innen, die linke Hand über dem Bauchnabel sollte sich dabei möglichst nicht bewegen. Auch hier ist es wichtig, dass du entspannt bleibst und deine aufrechte Haltung beibehältst. Atme so lange ein und aus, bis du dich besser fühlst. Du kannst die Dantian-Atmung auch im Sitzen machen.

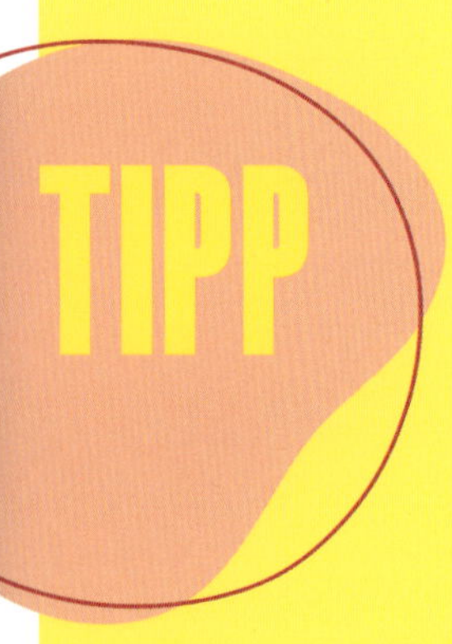

Wachmacher kann man auch essen

Man kann tassenweise Kaffee trinken. Oder Energydrinks. Man kann kalt duschen, was aber schwierig ist, wenn man im Büro sitzt und der Feierabend noch Stunden entfernt ist. Man kann auch Tabletten oder Tropfen in der Apotheke kaufen. Aber viel gesünder sind Gemüse- und Obstsorten mit dem kleinen Extra an Energie.

AVOCADO

Die Frucht enthält ungesättigte Fettsäuren, die Entzündungen im Körper bekämpfen. Außerdem Mineralstoffe wie Kalium, das für die Funktion von Nerven- und Muskelzellen wichtig ist. Sie steckt voller Ballaststoffe, die für eine gute Verdauung sorgen. Avocados liefern dem Körper zudem das Antioxidans Lutein, das bei der Gesundheit der Augen eine wichtige Rolle spielt. Nicht zu vergessen die Vitamine K (aktiviert die Knochenbildung) und E (gut für das Immunsystem) sowie Folsäure (unterstützt die Zellteilung und die Neubildung von Zellen).

ÄPFEL

Die darin enthaltene Fructose ist eine natürliche Energiequelle, außerdem versorgen uns Äpfel mit Vitamin C und E, zahlreichen B-Vitaminen und Kalium. Und dann sind da noch die Polyphenole, die blutdrucksenkend und entzündungshemmend wirken. Nicht zu vergessen die Pektine, die für eine gute Verdauung wichtig sind. Logisch, dass Äpfel zu den gesündesten Lebensmitteln der Welt zählen.

BLAUBEEREN

Sie liefern neuen Schwung dank Mangan, einem Spurenelement, das Kohlenhydrate und Fette in Energie umwandelt. Mangan ist außerdem ein wirksames Antioxidans. Die Vitamine C, E und K in den Früchten stärken das Bindegewebe und die Knochen, schützen die Zellen, unterstützen die Blutgerinnung und hemmen bei Frauen in den Wechseljahren den Knochenabbau.

GRÜNKOHL

Ein Saison-Wachmacher, denn es gibt ihn frisch nur im Winter von November bis Anfang März. Er schenkt dem Körper mit Vitaminen, Eisen und vielen Mineralstoffen neue Kraft. Unter anderem versorgt er den Körper mit Zink, das den Stoffwechsel pusht. Die Carotinoide und Flavonoide des Grünkohls schützen uns vor freien Radikalen. Außerdem soll das Gemüse den Cholesterinspiegel senken.

MATCHA

Das grüne Pulver punktet mit Mineralstoffen, Antioxidanzien und Aminosäuren sowie Koffein. Matcha-Tee enthält L-Theanin, das entspannt, Stress abbaut und die Wachsamkeit fördert. Gleichzeitig sorgt das Koffein im Matcha-Pulver für eine sanfte Adrenalinausschüttung. Bye, bye, Müdigkeit und Erschöpfung.

MACADAMIANÜSSE

Der kalorienreiche Snack mit Proteinen, Kohlenhydraten und gesunden Fetten hilft schnell gegen Müdigkeit und Hunger, eine kleine Handvoll reicht aus. Das Magnesium in den Nüssen sorgt dafür, dass Muskeln, Nerven und Herz richtig funktionieren. Phosphor ist es zu verdanken, dass in den Zellen Energie freigesetzt wird. Die Ballaststoffe helfen bei Verdauungsproblemen.

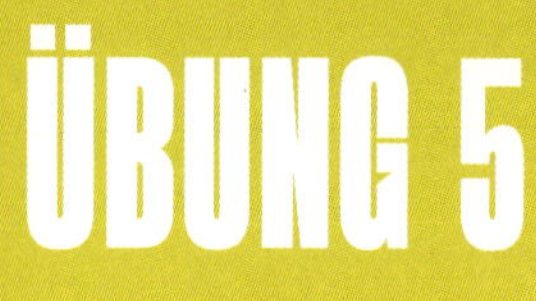

Bitte entspannen! Die magische Kraft der Vorstellung

Entspannen, einfach nur atmen und die Seele auf eine Reise schicken – so wunderbar kann es sein, den Körper mit viel Sauerstoff und damit mit neuer Energie zu versorgen.

Suche dir einen ruhigen und gemütlichen Platz, zum Beispiel in deinem Lieblingssessel. Schließe die Augen und streiche mehrmals mit Daumen und Zeigefinger über den Nasenrücken.

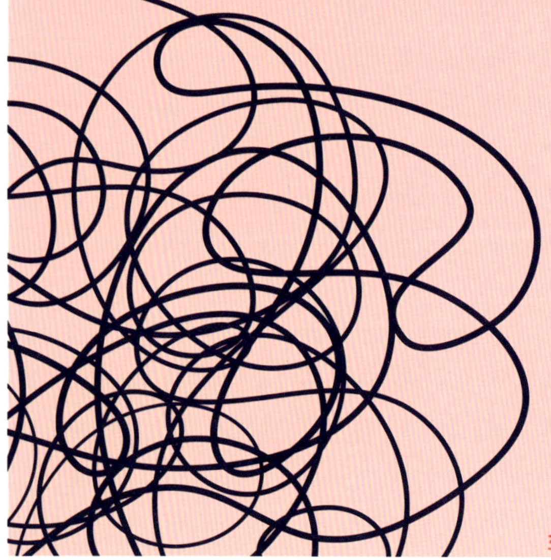

2

Schicke deine Gedanken nacheinander zur Stirn, zu den Augen, den Lippen, dem Kiefer und dann zur Nase. Entspanne dabei die jeweils entsprechende Region, bevor du zum nächsten Punkt gehst. Entspanne also die Stirn, bevor du dich auf die Augen konzentrierst, und so weiter. Atme dabei langsam und tief ein und aus.

Wenn du Stirn, Augen, Lippen, Kiefer und Nase entspannt hast, atme ein und stelle dir dabei vor, dass du den Duft einer Limette, einer Grapefruit oder einer Mandarine einatmest. Auch Minze, Rosmarin oder Eukalyptus sind gut, es sollte ein Duft sein, den du magst und den du mit Frische verbindest.

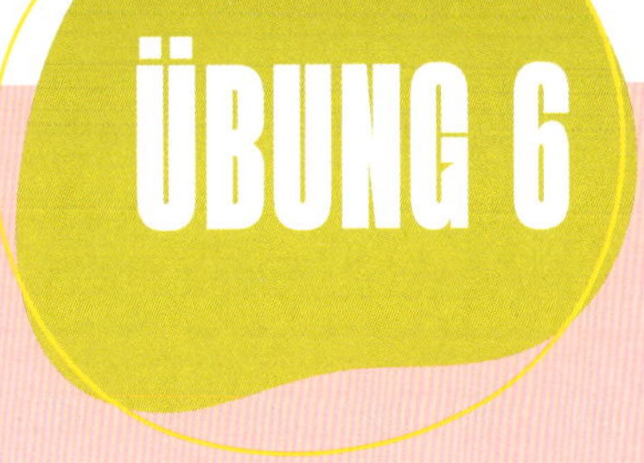

Beschwingt atmen

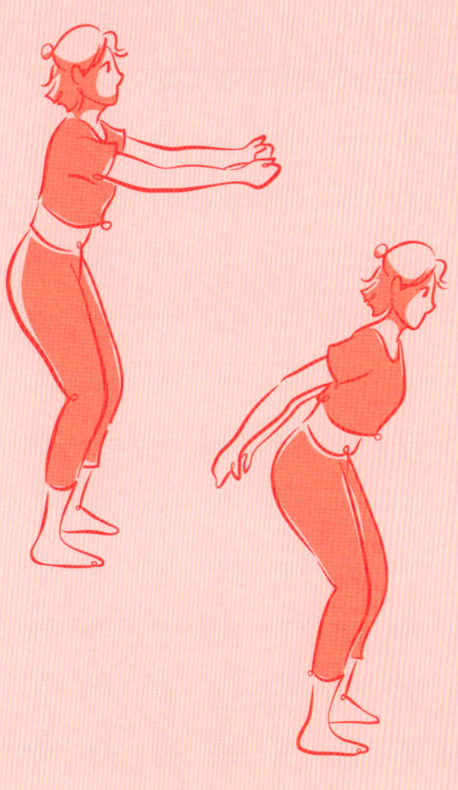

Diese Übung ist ein Energiekick für das Gehirn. Sie hilft, die Durchblutung anzukurbeln, gesund zu atmen und den Körper mit ausreichend Sauerstoff zu versorgen.

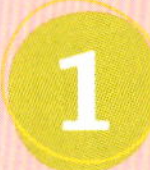

Die Füße stehen etwa hüftbreit auseinander, die Arme hängen locker an den Seiten, die Knie sind leicht gebeugt.

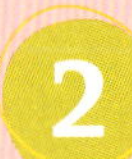

Beim Einatmen die Knie beugen, den Oberkörper in einer fließenden Bewegung nach vorne beugen und beide Arme nach hinten schwingen. Beim Ausatmen den Oberkörper aufrichten, die Beine gebeugt lassen und die Arme nach vorne schwingen.

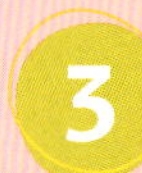

Wieder einatmen und dabei den Oberkörper in einer fließenden Bewegung nach vorne beugen und beide Armen nach hinten schwingen. Und so weiter.

4

Die Bewegungen sollen fließend und schwungvoll sein, als ob du auf einer Schaukel sitzt. Lass dir Zeit dabei, du sollst nicht aus der Puste kommen. Die Atemschaukel kannst du so häufig wiederholen, bis es dir wieder gut geht.

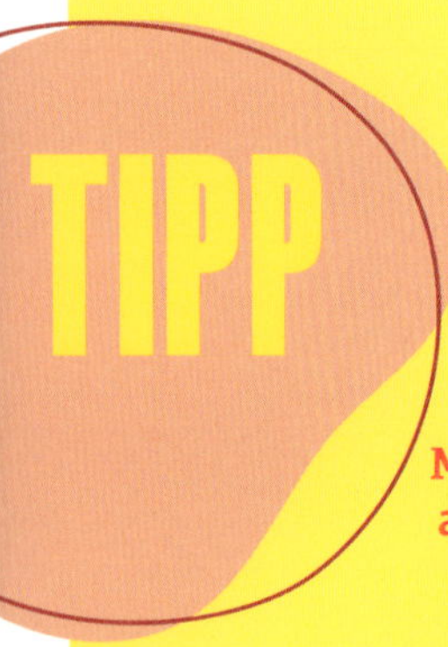

Einfach nur zuhören

Musik beeinflusst unsere Gefühle, unsere Atmung und auch unser Denkvermögen. Sanfte und ruhige Klänge fördern die Ausschüttung von Noradrenalin, einem Hormon, das die Aufmerksamkeit steigert und den Geist für neue Aufgaben bereit macht. Das wird von mehreren Studien belegt – zum Beispiel von der University of California (1993) und der Universitätsklinik Marienhospital Herne (2013).

Besonders klassische Musik scheint diesen Effekt zu haben, bei Jazz, Rock- und Popmusik sind die Auswirkungen wesentlich geringer. Besonders empfohlen werden beispielsweise:

- Toccata und Fuge d-Moll (BWV 565) von Johann Sebastian Bach
- Sinfonie Nr. 94 „Mit dem Paukenschlag" in G-Dur von Joseph Haydn
- Arie „Dies Bildnis ist bezaubernd schön" aus der Oper „Die Zauberflöte" (KV 620) von Wolfgang Amadeus Mozart
- Konzerte für Streicher und Cembalo von Antonio Vivaldi

Speziell bei Stress, seelischer Anspannung und einem geschwächten Immunsystem helfen laut den Wissenschaftlern besonders gut:

- Goldberg-Variationen (BWV 988) von Johann Sebastian Bach
- Mondscheinsonate (op.27, Nr.2) von Ludwig van Beethoven

Bei Herz-Kreislauf-Beschwerden wirken diese Kompositionen gut:

- Wassermusik von Georg Friedrich Händel
- Adagio g-moll für Orgel und Streicher von Tomaso Albinoni

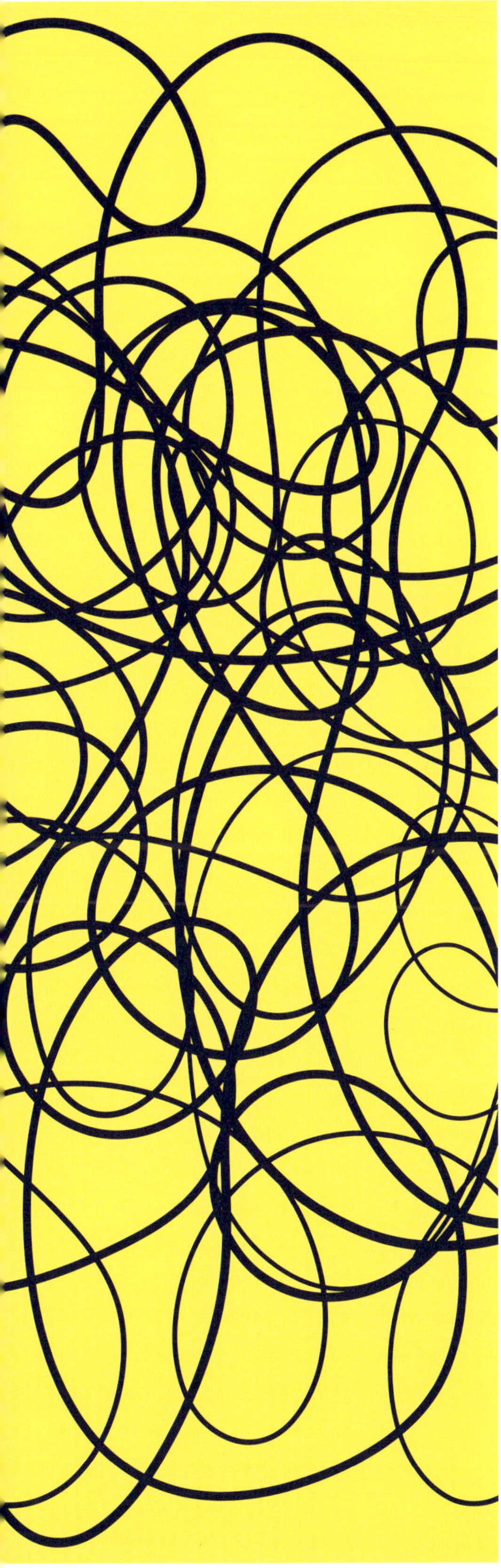

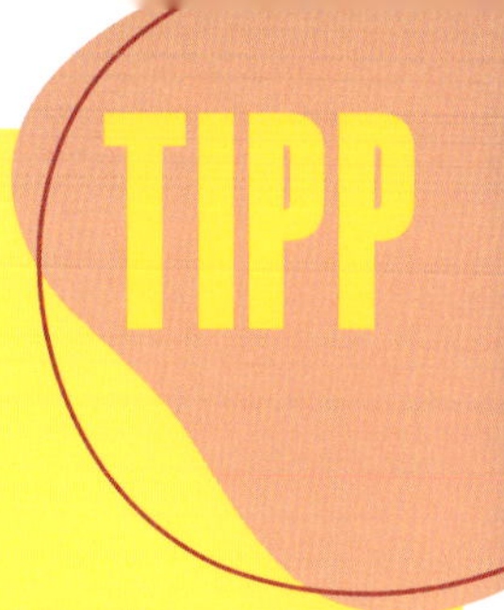

ERST KNACKEN, DANN NASCHEN

Schon drei Walnüsse am Tag „füttern" die Nervenzellen mit ausreichend Lecithin, damit sie einwandfrei arbeiten und wir uns besser konzentrieren können. Man kann sie zerkleinert ins Müsli geben, unter Dips mischen, über einen Salat streuen oder auch mal Pasta mit einem Walnuss-Pesto zubereiten.

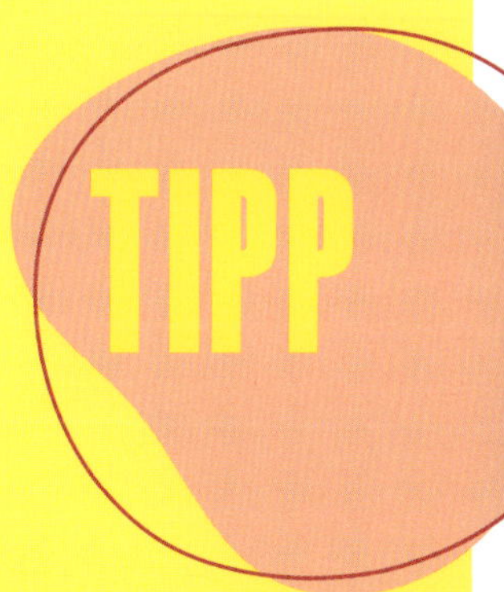

ENERGIE-KICK DURCH DIE OHRMASSAGE

Diese Übung stammt aus der Akupressur. Sie versorgt den Körper mit neuer Energie, hilft bei Nervosität und ist dazu noch kinderleicht:

Massiere mit Daumen und Zeigefinger beide Ohrläppchen von oben nach unten. Mehrmals hintereinander. Zum Schluss der Übung ziehst du dann mehrmals an ihnen.

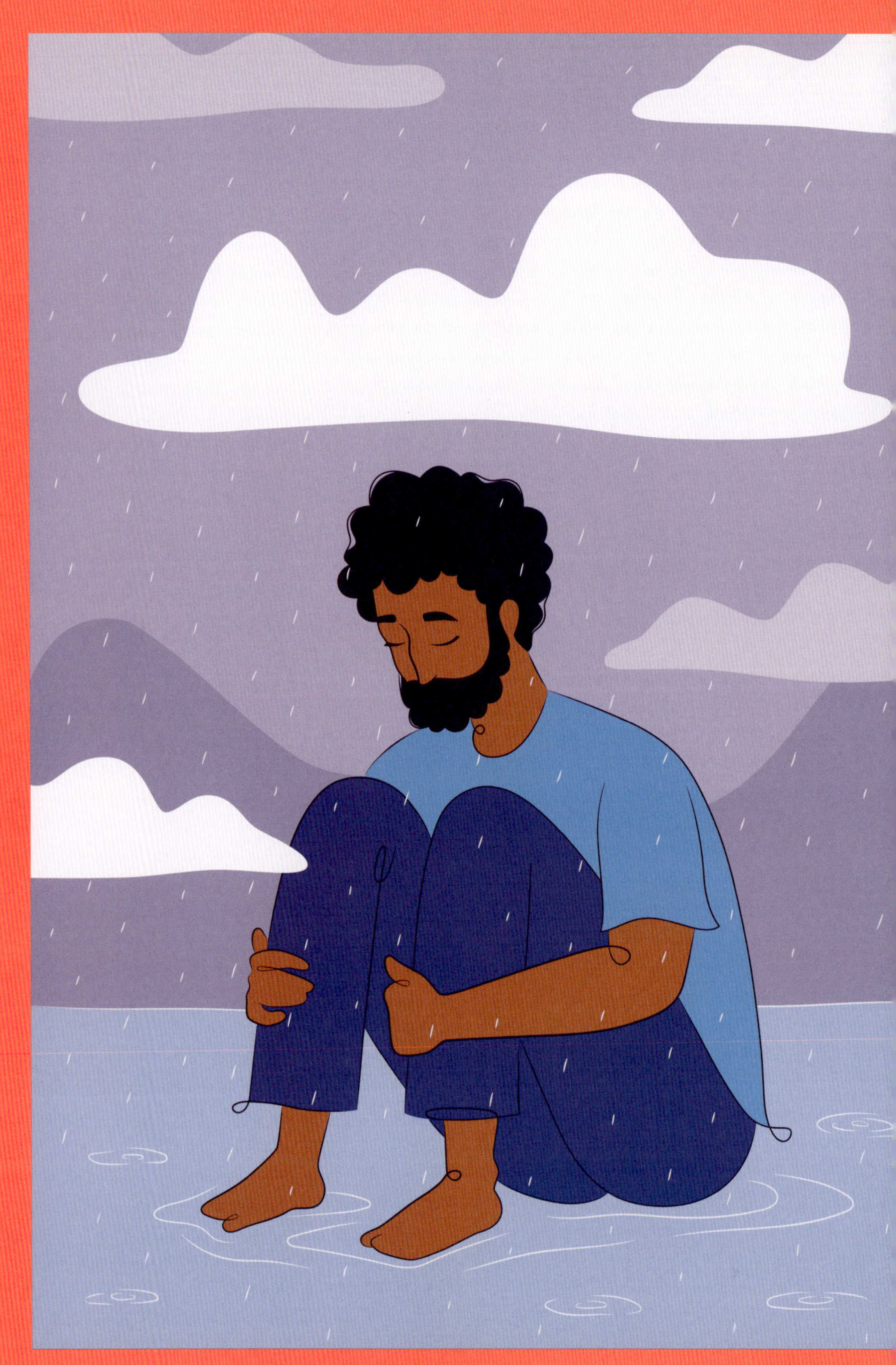

ANGST, PANIK-ATTACKEN & DEPRESSIONEN

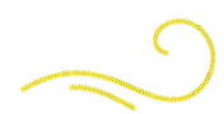

Wenn die Seele Atemnot auslöst

Atmung und Psyche sind untrennbar miteinander verbunden. Eine Fehlatmung beeinträchtigt nicht nur den Körper, sondern auch unsere Gefühle, unsere Wahrnehmung und unser Verhalten. Atemleiden führen zu psychischem Stress und lösen Angstgefühle in Situationen aus, die objektiv gesehen keinerlei Gefahr bedeuten. Das gilt auch andersherum: Unsere Gefühle und Stimmungen beeinflussen ebenfalls die Atmungsfrequenz und sind mit verantwortlich dafür, ob wir tief, flach oder schnell atmen – oder sogar hyperventilieren.

Da der Mensch ohne Luft nicht leben kann, ist Atemnot eine gravierende Erfahrung, die Angstzustände bis hin zu Panikattacken auslösen und die Betroffenen in bedrohliche Situationen bringen kann. Menschen, die aufgrund einer Krankheit mit der Zeit mit immer weniger Luft auskommen müssen und bei denen selbst kleinste Anstrengungen zu großer Atemnot führen, leiden häufig unter Depressionen. Diese seelische Not verstärkt das Gefühl des Erstickens, besonders in Situationen, die in der eigenen Erinnerung mit einer negativen Emotion in Verbindung gebracht werden. Kommen wir beispielsweise beim Vergleich der aktuellen Situation mit einer vergangenen zu dem Schluss, dass Gefahr droht, empfinden wir Angst. Das Atemzentrum reagiert sofort und wir atmen schneller. Das ist eine normale Reaktion, denn bei Angstgefühlen verlangt der Körper reflexartig nach mehr Luft, um für die bevorstehende Situation, etwa Flucht oder Angriff, gewappnet zu sein. Die gesteigerte Atemfrequenz wird als Luftnot wahrgenommen.

In angstauslösenden Situationen herrscht auch bei Herz und Muskeln Alarmstimmung. Das Herz erhöht das Tempo und der Sympathikus im Nervensystem schickt an die Muskeln den Befehl: „Schluss mit lustig. Alle Muskeln unverzüglich anspannen!" Diese Körperreaktionen zusammen mit der flachen und zu schnellen Atmung steigern die Luftnot und die Angstgefühle noch mehr. Unter Umständen kann die Luftnot einen Asthmaanfall und im Extremfall sogar Todesangst auslösen.

Situationen, die uns Angst machen

Die häufigsten Ursachen für psychisch bedingte Luftnot sind Stress und angstbesetzte, seelisch belastende Situationen. Das kann die Angst vor einer finanziell oder anderweitig unsicheren Zukunft sein, vor dem autoritären Chef oder einem Meeting, bei dem man eine Rede halten soll.

Auslöser für eine flache und zu schnelle Atmung kann aber auch Panik sein, die man in zu engen Räumen spürt, oder die immer wiederkehrende Angst, nach einem Verkehrsunfall in ein Auto zu steigen. Psychisch bedingte Luftnot kann ebenso durch Verzweiflung nach einer Trennung auftreten oder durch die Sorge, einen geliebten Menschen durch eine schwere Krankheit zu verlieren.

All diese seelischen Probleme, auch unterdrückte, können sich in Luftnot ausdrücken. Sie können von verschwitzten Händen, Schweißausbrüchen, Husten, Schwindelgefühlen und Herzrasen begleitet sein, in schwereren Fällen sogar von Panikattacken und Todesangst.

In Deutschland sind etwa 15 Prozent der Bevölkerung von Angststörungen betroffen (so die Deutsche Gesellschaft für Soziale Psychiatrie und angeschlossene Verbände im Onlineportal „Psychiatrienetz“ im März 2022). Eine Studie der Donau-Universität Krems vom Januar 2021 berichtet von 23 Prozent der Bevölkerung, die unter Angststörungen leiden. Die Dunkelziffer in Österreich und Deutschland dürfte wesentlich höher liegen, da viele der Betroffenen die Symptome zum Beispiel als Asthmaanfall deuten. Die Unterscheidung kann schwierig sein, weil manchmal beide Erkrankungen gleichzeitig auftreten können: Panik kann einen Asthmaanfall auslösen, der die Panik noch steigert. Umgekehrt kann ein Asthmaanfall Panik auslösen, die den Anfall noch verschlimmert.

Wie man dunkle Gedanken vertreibt, seine innere Ruhe findet und wieder befreit atmen kann

Bei psychisch bedingter Dyspnoe – das ist der medizinische Fachbegriff für Luftnot – sind Meditationsübungen besonders geeignet, um Stress, Angstzustände und Depressionen zu bekämpfen und wieder ruhig und tief atmen zu können. Meditation hilft der Seele zur Ruhe zu kommen und normalisiert die Atmung. Anleitungen und Tipps findest du auf den nächsten Seiten.

Meditation wirkt sich positiv auf unser Wohlbefinden aus und verbessert auch zwischenmenschliche Beziehungen.

ÜBUNG 7

Tannennadeln, Sand oder Rasen?

Meditieren kannst du nicht nur zu Hause, sondern auch bei einem Spaziergang im Wald, am Strand oder auf einer Wiese.

Bewege dich achtsam und atme tief und langsam ein und aus. Denke nicht an das Ziel oder die Umgebung, spüre nur dem Körper und den Bewegungen nach. Spüre, wie deine Füße in Kontakt mit dem Boden treten, wie deine Arme schwingen oder schwer werden und wie dein Hals deinen Kopf trägt.

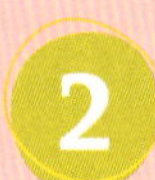

Am Anfang schweifen die Gedanken noch ab, das ist völlig normal. Schiebe sie einfach beiseite und fokussiere dich wieder auf deine Entspannung und deine Körperwahrnehmung.

Eine Outdoormeditation sollte mindestens 30 Minuten dauern.

”

DAS MEER NACH HAUSE HOLEN

Ich habe Meditationsspaziergänge am Strand, im Wald und auf Wiesen ausprobiert. Wenn ich allein zwischen den Tannen spaziere, ist es mir ein bisschen zu unheimlich. Vor allem an Tagen, an denen der Himmel nur aus dicken, mausgrauen Wolken besteht. Wiesen mag ich nur im Sommer mit Blumen. Strandspaziergänge sind mein Meditationshit. Der Sand unter meinen Füßen, das Glitzern der Sonne auf den Wellen, ein sanfter Wind weht und mit jedem Atemzug strömt frische, wunderbare Luft in meine Lunge ...

Da ich leider nicht am Meer wohne, mache ich meine Strandspaziergänge am Computer. Online findet man jede Menge Videos von traumhaften Stränden. Dazu Wellenrauschen als Hintergrundmusik, Türen zu und rein ins traumhafte Meditationsland. Manchmal stelle ich meine nackten Füße sogar in eine Schale mit feinem Sand. Lächerlich? Mir hilft's.

CORNELIA EYSSEN

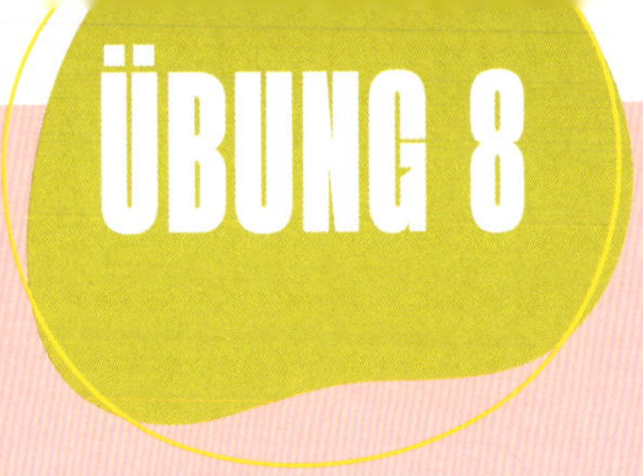

Zum Baden in den Wald

Seit 2012 gibt es in Japan den Forschungszweig „Forest Medicine“. Die Wissenschaftlerinnen und Wissenschaftler dieses Fachgebiets haben verschiedene Studien zum Thema Waldbaden (auf Japanisch „Shinrin Yoku“) veröffentlicht. Zu den Ergebnissen zählt unter anderem, dass das Einatmen ätherischer Öle, die von den Bäumen abgegeben werden, das Immunsystem stärkt. Weiterhin belegen die Studien, dass Waldbaden bei Angstzuständen, Depressionen, Stress und Erschöpfung hilft.

Die japanischen Wissenschaftler raten, diese Therapie nicht in der Gruppe, sondern allein durchzuführen. Waldbaden in Gesellschaft verliert an Wirkung. Außerdem haben sie eine Reihe von anderen Empfehlungen ausgesprochen:

- Nur bei Tageslicht zum Waldbaden gehen, in der Dunkelheit kann man sich schnell verlaufen.
- Das Handy darf mit, damit du im Notfall jemanden erreichen kannst, was aber hoffentlich nicht notwendig sein wird.
- Proviant einpacken: Packe ausreichend Wasser und einen Müsliriegel ein.

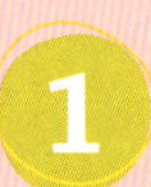

Atme während der ganzen Zeit langsam und tief ein und aus. Lasse dir Zeit. Gehe ganz gemütlich und bleibe zwischendurch länger mal stehen, wenn du ein Eichhörnchen siehst, das von Ast zu Ast hüpft, wenn Sonnenstrahlen eine kleine Lichtung erhellen oder die knorrigen Wurzeln eines alten Baums ein Gesicht in den Boden „gemalt“ haben.

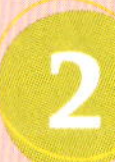

Benutze alle deine Sinne – was siehst du? Was hörst du? Wie fühlt sich ein Baumstamm oder das Moos an? Ist dir warm oder fröstelst du? Fühlst du dich geborgen? Bist du ein bisschen ängstlich, weil du dich fremd in der Umgebung fühlst?

Ein Waldbad empfiehlt sich einmal in der Woche, es sollte mindestens 20 Minuten dauern, ideal sind 60 Minuten.
Tipp: Du kannst bei großem Stress auch ein kurzes Waldbad im Park um die Ecke machen. Das bringt mehr als eine Tasse Kaffee, Schokolade oder Kekse.

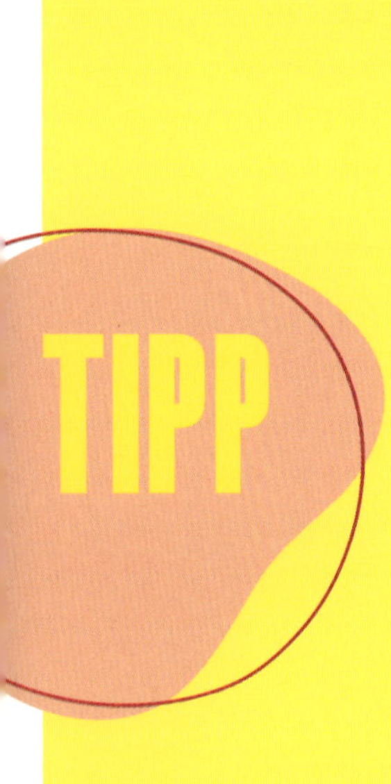

TAKTVOLLE ENTSPANNUNG

Wenn du klassische Musik liebst, hast du damit eine wunderbare Medizin gegen Stress, Ängste und Depressionen und die dadurch ausgelöste Luftnot (siehe auch „Einfach nur zuhören" auf Seite 38). Klassische Musik entspannt besser als Jazzmusik, Chansons und Schlager, das belegt eine 2006 veröffentlichte Forschungsarbeit von Luciano Bernardi von der Universität Pavia, Italien. Auf der Besten-Liste der Studie stehen ganz vorn: das 4. Klavierkonzert von Ludwig van Beethoven in G-Dur op. 58, La Mer von Claude Debussy und die Sinfonie Nr. 40 in g-Moll, 2. Satz (KV 550) von Wolfgang Amadeus Mozart. Diese drei Werke entspannen nicht nur, sondern stärken auch das Nervensystem und die Immunabwehr, so die Studie von Bernardi.

MARIA CALLAS SINGT BEI MIR BAD

Ich weiß, dass Professor Reichenberger klassische Musik liebt. Maria Callas, Luciano Pavarotti, Jessye Norman und so. Er kann sich bei klassischer Musik entspannen, mit jeder Note rückt der Stress des Tages in weitere Ferne. Ich war immer ein Rock 'n' Roller, hab aber auch gern Pop gehört. Bruce Springsteen, Rolling Stones, Michael Jackson, Udo Lindenberg und Queen. Schon morgens im Badezimmer lief im Radio der entsprechende Sender.

Als ich nach den Lungenoperationen und der Chemo die Bestrahlung machen musste, war ich fix und fertig, einfach am Ende. Ich hatte keine Kraft mehr, ich war nervös, schrecklich schwach, reagierte aggressiv und litt unter Luftnot.

Professor Reichenberger hatte großes Verständnis für mich, er weiß, was seine Patientinnen und Patienten durchmachen. Er meinte, ich solle doch mal klassische Musik hören, vielleicht würde die mich beruhigen. Ich könnte dem seelischen Stress und meinen durcheinanderwirbelnden Gedanken entfliehen, ein bisschen Ruhe finden. Er hat mir eine CD mit den bekanntesten Arien von Maria Callas geschenkt. Mein Mann kaufte mir die CD von Vivaldis „Vier Jahreszeiten". Einen Monat später bekam ich die Violinkonzerte von Wolfgang Amadeus Mozart. Ich bin eine Klassikerin geworden. Es lohnt sich, diese Noten-Medizin bei Atemproblemen und Stress und dunklen Gedanken einmal auszuprobieren. Gleich morgens im Bad läuft seitdem bei mir der Klassik-Sender. Schön!

CORNELIA EYSSEN

WENN JEDE **BEWEGUNG** WEHTUT …

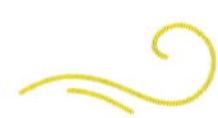

Nacken-, Schulter- und Rückenschmerzen – und warum Sport trotzdem eine gute Idee ist

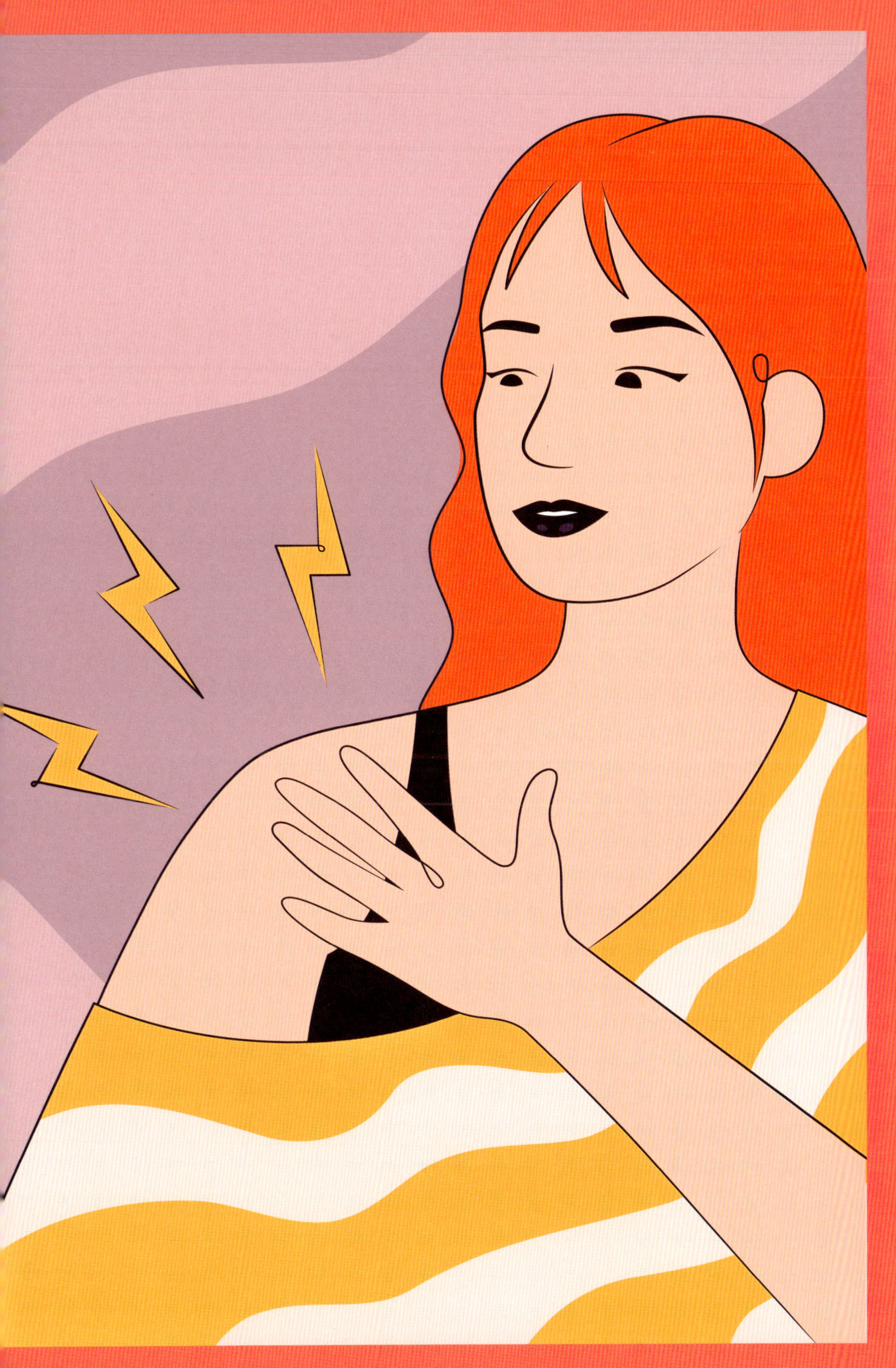

Der Nacken ist verspannt? Die Schultern schmerzen, der Rücken ebenfalls? Wahrscheinlich falsch geatmet ... Die Atemhilfsmuskulatur, also Brust- und Schultermuskeln, hängen eng miteinander zusammen und beeinflussen unsere Atmung. Zieht man beim Einatmen die Schultern hoch, kann sich die Lunge nicht ausreichend ausdehnen und bekommt zu wenig Luft. Durch die andauernde Hochatmung werden sowohl die Schultermuskeln als auch der Rücken stark belastet. Sie werden immer unbeweglicher, die Folge sind Nackenverspannungen und Schulter- sowie Rückenschmerzen. Dagegen kannst du etwas tun.

Zum einen gegen die Verspannungen und Schmerzen selbst und zum anderen durch eine verbesserte Atmung, die ebenfalls (und nicht nur vorbeugend) gegen die Verspannungen hilft. Mach dazu doch zum Beispiel die Übungen ab Seite 57.

Auch Menschen mit Atemwegsproblemen können – und sollten – Sport treiben

Eine gemeinsame Untersuchung von Forschern der Universitäten Wien, Bern und Bristol ergab 2017, dass Ausdauersportarten wie Radfahren, Nordic Walking und Wandern das Leben um vier Jahre verlängern. Radfahren sorgt dafür, dass sich der Körper entspannt und man befreiter atmen kann. Außerdem fördert es den Schleimtransport aus den Lungen, was ebenfalls für eine leichtere Atmung sorgt. Nordic Walking trainiert Herz und Kreislauf, regt den Stoffwechsel an, stärkt die Muskeln und die Knochen und kräftigt Arme, Schultern und Rücken. Bewegung ist auch gut für die Gelenke, denn sie wollen gebraucht werden. Je weniger man sie bewegt, umso steifer werden sie. Dadurch wird die Bewegungsfreiheit unseres Körpers eingeschränkt und das ist oft mit Schmerzen verbunden.

Durch sportliches Training verbessert sich zudem die körperliche Fitness, sodass man bei Belastung nicht so schnell unter Atemnot leidet. Menschen mit Lungenerkrankungen sollten aber besonders darauf achten, dass sie sich beim Sport nicht überfordern. Es ist wichtig für sie, das richtige Maß zwischen zu viel und zu wenig zu finden und diese Grenze auch einzuhalten.

Gar keinen Sport zu treiben ist keine Option – egal wie groß die Einschränkungen sind.

Auf die Sportart kommt es an

Grundsätzlich sind für Patientinnen und Patienten mit Atemwegsleiden alle Ausdauersportarten geeignet, da die gleichbleibende Intensität und Belastung die Lunge und die Atemmuskulatur stärken. Infrage kommen also unter anderem Wandern, Nordic Walking, Joggen, Radfahren, Skilanglauf, Tanzen, Schwimmen und Gymnastik. Wer mit gesunden Menschen trainiert, die eine größere Ausdauer haben, sollte besonders auf seinen Körper hören, zwischendurch Pausen machen und sich ausruhen.

Im Winter eignen sich Indooraktivitäten besser, da Kälte und trockene Luft Atembeschwerden begünstigen.

Don't worry, be happy

Beim Sport wird die Produktion von Serotonin und Dopamin gepusht, die beide stimmungsaufhellend und entzündungshemmend wirken. Dieser Feel-happy-Faktor wird noch verstärkt durch den gleichzeitigen Abbau der Stresshormone Adrenalin und Cortisol.

Medizinisch ist ebenfalls nachgewiesen, dass der Körper beim Sport vermehrt Opioide und Endorphine ausschüttet und das Gehirn besser durchblutet wird. Nicht zu vergessen: Die Konzentrationsfähigkeit nimmt zu und das emotionale Gesundheitsempfinden verbessert sich. Zum Wohlbefinden kommt als Bonus noch hinzu, dass allein schon die Bewegung in der freien Natur ein Glücksgefühl auslöst. Also, wenn das keine unschlagbaren Argumente für Sport sind?! Auf Seite 53 gibt's noch sieben Tipps, die das Glücksgefühl zusätzlich steigern.

Nach dem Sport außer Atem? Ganz normal!

Beim Sport steigt die Zahl der Mitochondrien in den Zellen an. Mitochondrien sind winzig kleine Kraftwerke, die mithilfe von Sauerstoff zum Beispiel Kohlenhydrate und Fette in Energie umwandeln. Je mehr Mitochondrien sich in den Zellen versammeln, umso größer ist die Leistungsfähigkeit des Körpers.

Beim Sport muss sich der Körper anstrengen, um den benötigten Sauerstoff zur Verfügung zu stellen. Logisch, denn Herz, Lunge und Muskeln müssen natürlich verstärkt arbeiten. Darum ist man beim Training und auch danach ganz schön außer Atem. Kein Grund zur Panik, das ist bei Menschen mit Atemwegsproblemen ganz normal. Was aber nicht passieren sollte: dass du nach dem Sport husten musst und unter Luftnot leidest. Husten ist die Folge eines zu intensiven Trainings. Durch die zu hohe Anstrengung sind die Atemwege zu belastet, was zu einem Hustenanfall führen kann. Auch die Luftnot ist ein Zeichen für ein zu anstrengendes Training. Die Lunge kann den erhöhten Sauerstoffbedarf nicht ausgleichen. Lies auch den Kommentar von Cornelia Eyssen auf Seite 56 dazu.

Wir sind mit dem Radl da

Beim Radfahren wird die Lunge gekräftigt. Durch intensives Atmen gelangt besonders viel Luft in die Lunge, das verbessert ihre Funktionstüchtigkeit und kräftigt die Atemmuskulatur. Zusätzlich werden Gleichgewichts- und Koordinationsfähigkeit gestärkt. Also lieber Rad fahren, statt gelangweilt im Sessel zu sitzen.

Beim Radfahren tut nicht nur die Bewegung gut, auch die Erlebnisse – zum Beispiel ein Ausflug im Sonnenschein inklusive Kühe auf der Weide, die müde im Schatten dösen. Natürlich scheint nicht immer die Sonne, aber wofür gibt es wetterfeste Funktionskleidung?

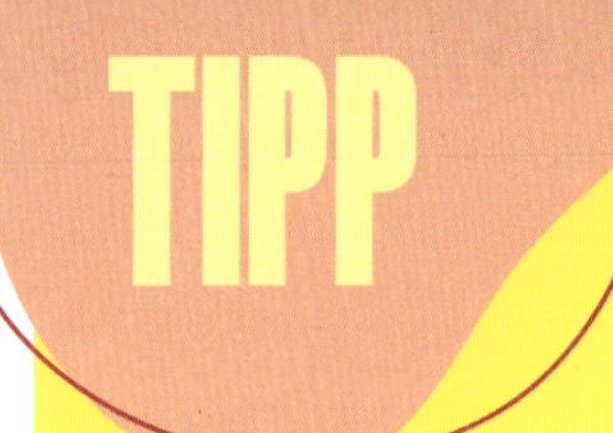

TIPP

JETZT GEHT'S LOS – EINIGE TIPPS ZUM RADFAHREN

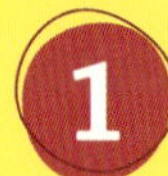

Wer sich als Anfänger zu viele Kilometer pro Trainingseinheit vornimmt und zu schnell fährt, wird schnell unter Atemproblemen und Gelenkschmerzen leiden.

Starte am Anfang mit einer Stunde Radfahren, zwei- bis dreimal pro Woche. Die Dauer richtet sich immer danach, wie fit du dich fühlst und welche Strecke du ohne Probleme radeln kannst. Sobald du aus der Puste kommst, leg eine Pause ein.

Damit Pausen wirklich eine Erholung für die Atemwege sind, sollte der Übergang vom Fahren zur Rast sanft erfolgen – das Tempo langsam drosseln und dann haltmachen.

Bike ja oder nein? Auf einem E-Bike ist das Fahren weniger anstrengend. Aber dieser Vorteil birgt auch Risiken, weil viele E-Biker durch die Unterstützung der Batterie zu schnell fahren und vergessen, dass der Bremsweg dann länger ist als bei normalen Fahrrädern.

Nie ohne Helm fahren. Für diese Regel gibt es keine Alternative.

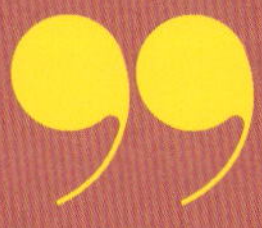

MANCHMAL BIN ICH NEIDISCH

Es gibt viele überzeugende Gründe fürs Radfahren. Das Dumme ist nur: Ich kann einfach nicht mit dem Radl da sein. Nach der Hirntumor-OP ist mein Gleichgewichtssinn gestört. Ich kann die Balance nicht halten und würde schon beim Aufsteigen hinfallen. Auch meine Koordinationsfähigkeit ist nach der Hirn-OP nicht mehr das, was sie mal war. Der linke Arm und das linke Bein reagieren manchmal nicht so, wie sie sollen. Ich beneide alle, die mit dem Rad von A nach B, zur Arbeit, zum Bäcker, in den Park, zur Freundin, den Kindern und Enkeln radeln können.

CORNELIA EYSSEN

TIPP

Sieben sportliche Tipps, über die du dich freuen wirst

Damit sich Sport positiv auf die Atmung auswirkt und keine Anfälle von Anstrengungsluftnot auslöst, sind die folgenden sieben Punkte wichtig:

Welche Sportart du auch wählst – sie sollte dir Spaß machen.

Vor dem Training mindestens 15 Minuten aufwärmen und zum Ende hin das Tempo langsam drosseln.

Nicht gleich mit einem vollen Programm starten, sondern die Belastung schrittweise steigern. Starte also zum Beispiel mit 20 Minuten gemütlich walken täglich. Steigere dann ganz allmählich Dauer und Tempo. Das ist viel gesünder und Erfolg versprechender, als gleich am Anfang einmal die Woche einen Walkingmarsch von 1 Stunde in schnellen Schritten zu absolvieren. Für Menschen mit Atemwegsproblemen empfehlen sich fünf Sporttermine pro Woche, die zwischen zehn und 60 Minuten dauern sollten, je nach persönlichem Fitnesslevel.

Wenn Atemprobleme auftreten, lege eine Pause ein.

Freue dich auch über kleine Trainingserfolge. Sei stolz auf dich, wenn du merkst, dass deine Muskeln mit der Zeit kräftiger werden und du bei körperlichen Anstrengungen wie Treppensteigen nicht mehr so außer Atem bist. Auch kleine Fortschritte sind ein Grund zur Freude und sollten ein Ansporn sein.

Stecke beim Sport unbedingt Bedarfsmedikamente für den Fall des Falles ein.

Bis das Training Erfolge zeigt und deine Fitness zunimmt, dauert es. Erfolge stellen sich nicht von heute auf morgen ein. Bitte habe Geduld.

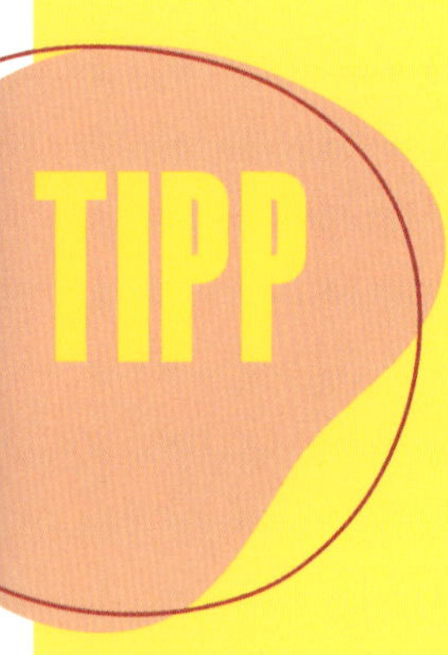

DER VERSPANNUNG KEINE CHANCE: RUNTER VON DER SCHULTER

Taschen regelmäßig über der Schulter zu tragen ist praktisch, weil man dann die Hände frei hat. Für die Freiheit der Hände müssen aber Schultern und Rücken büßen, denn durch die einseitige Belastung kommt es zu Verspannungen und in der Folge zu Schmerzen.

Die bessere Alternative: Rucksäcke. Sie belasten den Körper gleichmäßig und du hast trotzdem die Hände frei. Ausnahmen sind erlaubt.

Wenn du dich mit Rucksäcken nicht anfreunden kannst und hauptsächlich mit Schultertasche aus dem Haus gehst, sollte die Seite wenigstens so oft wie möglich gewechselt werden.

”

MEINE WOHNUNG IST EIN TANZSAAL

Bevor ich krank wurde, war ich eine begeisterte Joggerin. Jeden Tag 1 Stunde 45 Minuten laufen und 15 Minuten Workout. Danach war ich glücklich, ich fühlte mich frei und stark. Mit nur einer halben Lunge kann ich Joggen vergessen. Ich habe es also mit Walking probiert. Das macht mir keinen Spaß. Schwimmen geht nicht, weil ich nach der Hirntumor-OP mein linkes Bein nicht mehr koordinieren und die Balance nicht mehr halten kann. Radfahren fällt aus demselben Grund aus. Aber Tanzen! Das ist für mich das reinste Vergnügen. Ich tanze einfach durch die Wohnung, höre dabei Musik oder singe selbst. Foxtrott- oder Tango-schrittfolgen sind mir egal, ich drehe mich in meinem eigenen Tempo nach rechts, nach links, drei Schritte nach vorn, zwei zur Seite. Bis ich außer Atem bin. Kurze Pause und dann geht's weiter. Mehrmals am Tag, wann immer mir danach ist. Ich bewege mich und bin guter Laune.

Wenn ich dann schnaufend stehen bleibe, sagt mein Mann, ich solle mich nicht überanstrengen, ich solle lieber vorsichtig sein. Professor Reichenberger sagt jedoch, dass es gut ist, wenn man gelegentlich an seine Grenzen geht, gerade so weit, dass man ein bisschen aus der Puste kommt. Macht man das nicht, gewöhnt man sich daran, immer weniger zu leisten und sich selbst nicht mehr zu fordern. Das sagt mein Mann jetzt auch.

CORNELIA EYSSEN

Auf zum Nordic Walking

Die Stöcke machen den Unterschied zur Sportart Walking, denn sie trainieren zusätzlich die Muskeln des Oberkörpers. Das ist besonders gut für alle Menschen mit Atemwegsproblemen.

Wichtig ist dabei die richtige Atemtechnik. Beim stoßweisen Ein- und Ausatmen, einer flachen oder zu schnellen Atmung bekommt der Körper zu wenig Luft und man kommt schnell aus der Puste. Also tief und gleichmäßig atmen, der Bauch sollte sich beim Ein- und Ausatmen mitbewegen.

Wie lange und oft du trainierst, hängt mit deiner Fitness zusammen. Fang mit zweimal in der Woche an, es reichen schon zehn oder 15 Minuten. Steigere die Trainingseinheiten und die Trainingsdauer langsam. Und immer nur so weit, dass du dich nicht überforderst.

MAL WIEDER NICHTS FÜR MICH
Neben Radeln ist Nordic Walking die zweite gesunde Ausdauersportart, die ich von meiner Wunschliste streichen musste. Stichwort: das Gleichgewicht halten.
CORNELIA EYSSEN

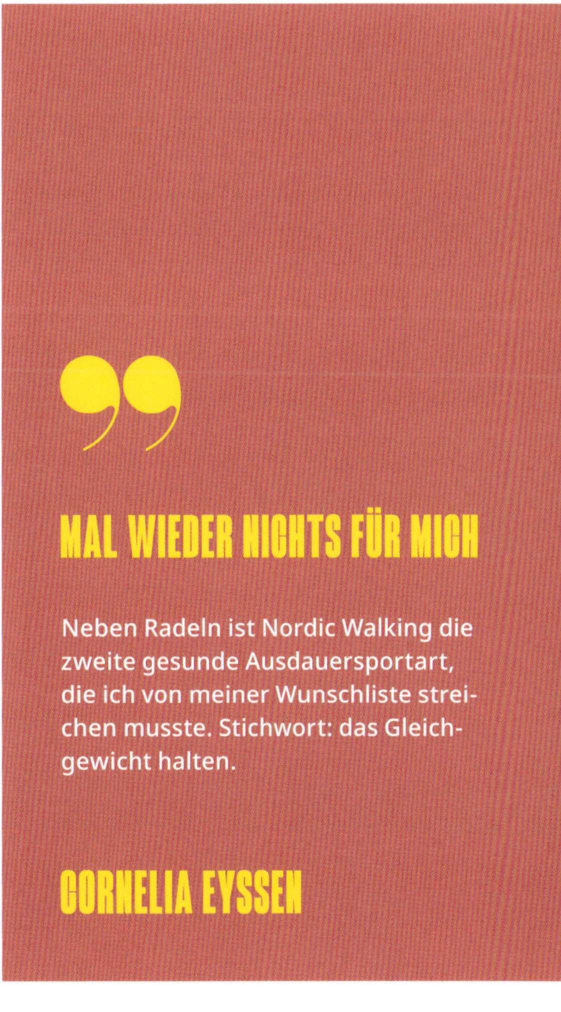

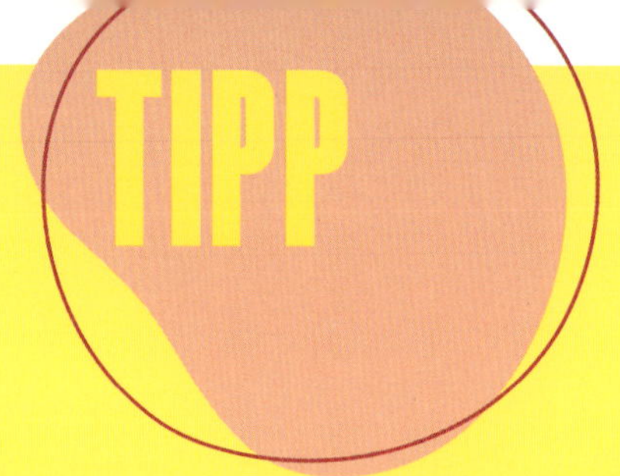

DIE ABWECHSLUNG MACHT DEN UNTERSCHIED. VERSUCH'S MAL MIT DER ZETTELWIRTSCHAFT!

Jeden Tag die gleichen Übungen zu machen oder immer den gleichen Sport zu treiben ist sooooo langweilig. Bewegung soll Spaß machen. Dabei hilft die Zettelwirtschaft:

Schreibe die Übungen, die dir am meisten Spaß machen oder die dir am besten helfen, auf einen Zettel. Jede Übung auf einen eigenen. Rolle die Zettel zusammen und fixiere sie mit einem Gummi oder einer hübschen Schleife. Dann kommen die Röllchen in eine Dose oder ein großes Glas und jedes Mal, wenn du dich gestresst fühlst oder unter Kurzatmigkeit leidest, ziehst du ein Los.

Ist die Übung vorbei und es geht dir wieder besser, den Zettel in ein zweites Gefäß legen und so weitermachen, bis alle Röllchen ins zweite Behältnis gewandert sind. Dann kannst du wieder von vorn beginnen und natürlich auch Zettel mit neuen Übungen dazugeben.

Der psychologische Trick: Jeder Zettel ist eine Überraschung, denn du weißt nicht, welche Übung draufsteht. Was du aber immer weißt: Auf dem Zettel steht eine positive Übung, die dir Spaß macht, dir guttut und Freude bereitet.

”

ALLES GANZ NORMAL

Bei meinen privaten Tanzvergnügungen spürte ich manchmal Seitenstechen und machte mir Sorgen. Hatte ich mir etwas gezerrt? War Tanzen doch nicht der richtige Sport für mich? Ich habe gelernt: Meine Sorgen waren völlig unbegründet. Beim Sport wird die Durchblutung angekurbelt, dadurch spannt sich die Hülle, mit der Leber und Milz jeweils umgeben sind und im Bauchraum besonders geschützt werden. Durch diese Spannung entsteht Seitenstechen.

Verspürst du während oder nach dem Sport nicht nur Seitenstechen, sondern auch ein Brennen in der Kehle? Ebenfalls eine normale Reaktion. Durch die Bewegung benötigen die Muskeln mehr Sauerstoff und der Kreislauf muss mehr leisten – man atmet schneller als sonst, was ein Brennen in der Kehle zur Folge haben kann.

CORNELIA EYSSEN

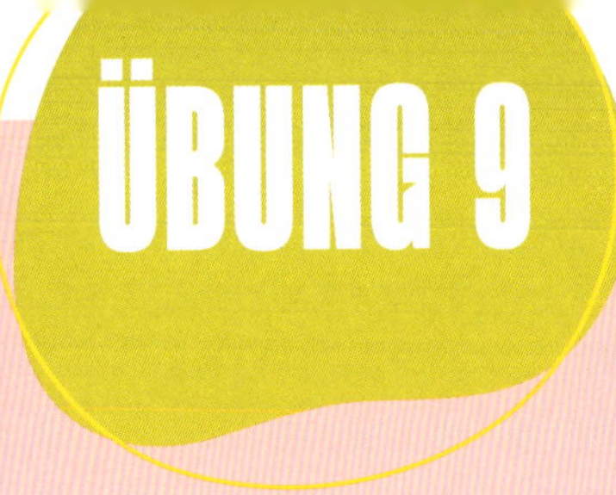

Verspannt? Geh es locker an

Eine einfache Dehnübung für den Nacken und die Schultern, die Verspannungen löst und Schmerzen lindert.

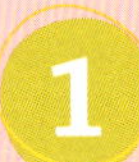

Setze dich bequem auf einen Stuhl, die Füße stehen locker nebeneinander auf dem Boden, die Arme hängen seitlich nach unten.

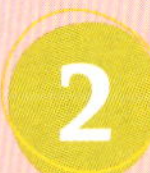

Atme langsam ein und senke den Kopf dabei langsam nach unten, aber nur so weit, dass es nicht schmerzt. Ganz kurz verweilen und beim Ausatmen den Kopf wieder heben. Diese Übung siebenmal wiederholen, dann die Übung ausdehnen, wie in Punkt 3 beschrieben.

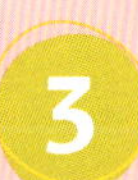

Wenn der Kopf gesenkt ist, leicht nach rechts drehen, zurück zur Mitte und dann den Kopf wieder heben. Dann kommt die linke Seite dran – den gesenkten Kopf leicht nach links drehen, zurück zur Mitte und heben. Auch diese Übung siebenmal wiederholen.

Diese Übung hilft bei akuten Verspannungen. Aber auch als Prophylaxe: täglich morgens und abends durchführen. Bitte achte darauf, dass du den Kopf nur so weit bewegst, dass es nicht wehtut.

ÜBUNG 10

Entspannung für den Nacken

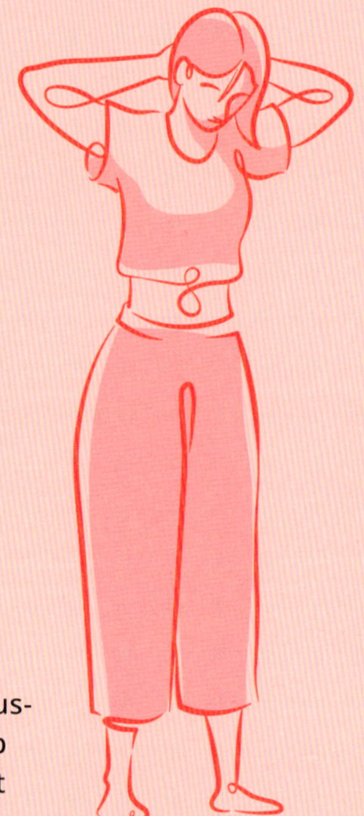

Diese Übung entspannt die Nackenmuskulatur. Außerdem wird der Brustkorb erweitert, sodass die Lunge mehr Luft aufnehmen kann.

Stelle dich aufrecht hin, die Füße stehen schulterbreit auseinander.

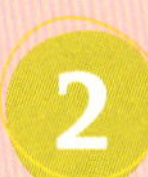

Atme langsam ein und lege beide Hände an den Hinterkopf. Ziehe beim Ausatmen den Kopf mit den Händen nach unten zur Brust. Dabei spürst du, wie die Nackenmuskulatur sich dehnt. Wenn es zu stark schmerzt, den Kopf wieder etwas anheben.

Halte die Position für 30 Sekunden und atme dabei langsam und tief ein und aus. Achtmal wiederholen.

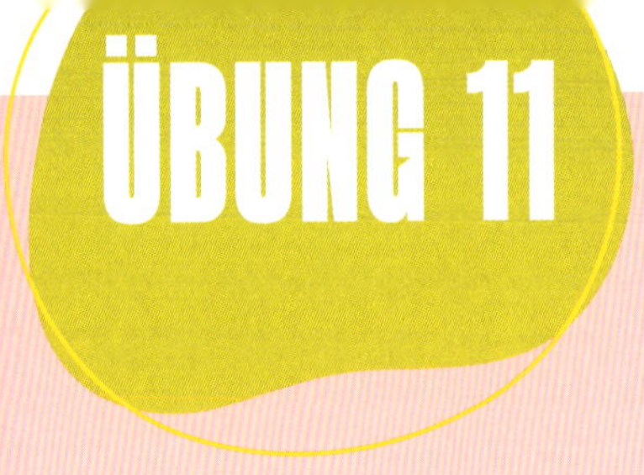

Die Schulter-Übung

Eine bewusste Atmung und eine entspannte Muskulatur helfen gegen Schulterschmerzen.

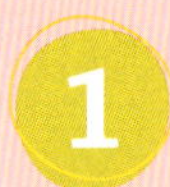

Setze dich aufrecht auf einen Hocker, die Füße stehen nebeneinander auf dem Boden und die Fersen sind leicht nach außen gedreht. Die Arme hängen locker an den Seiten.

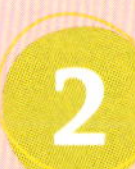

In Ruhe ausatmen und beim Einatmen die Schultern nach oben ziehen, so weit wie möglich, aber nicht so hoch, dass du Schmerzen empfindest. Beim Ausatmen die Schultern nach hinten bewegen. Langsam senken und in die Ausgangsposition zurückkehren.

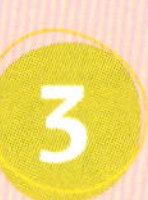

Beim Heben und Zurückziehen der Schultern bewegen sich die Schulterblätter nach oben und hinten und kommen näher aneinander. Diese Übung fünf- bis sechsmal wiederholen.

Wie bei allen Übungen ist es auch hier wichtig, ruhig zu atmen. Viele halten bei dieser Übung den Atem kurz an, wenn sie die Schultern gehoben haben, und atmen erst aus, wenn sie die Schultern nach hinten ziehen. Das unterbricht den ruhigen Fluss des Atems. Die Bewegung sollte kreisend sein, der Atem fließend.

ÜBUNG 12

Rudern mit einem Gymnastikband

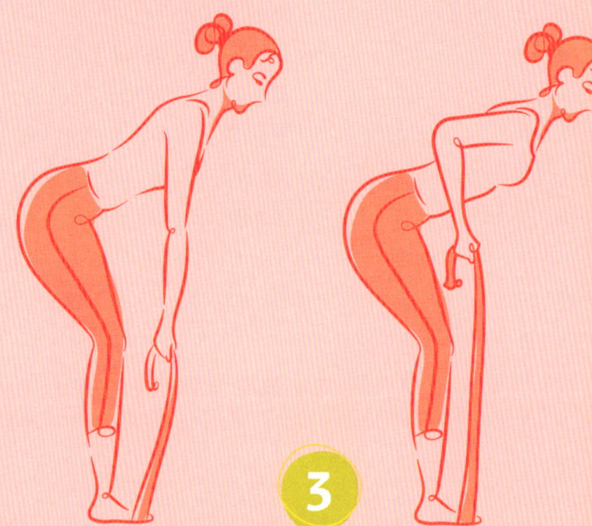

Diese Übung mit einem Gymnastikband stärkt den Rücken und die Schultern.

1

Stelle dich aufrecht hin, die Knie sind leicht gebeugt, die Füße stehen hüftbreit auseinander. Unter deinen Füßen liegt ein Gymnastikband. Verwende ein leicht dehnbares Gymnastikband, gerade am Anfang ist die mittlere und schwere Stärke zu anstrengend. Das Band wird von deinen Füßen auf dem Boden fixiert. Schlinge die Enden des Gymnastikbands einmal um deine Handgelenke und halte sie fest. Beide Enden sollen gleich lang sein.

2

Beuge dich so weit nach vorn, dass der Rücken vom Steißbein bis zum Kopf eine gerade Linie bildet, die Bauchmuskeln sind angespannt. Das Gymnastikband ist in dieser Stellung leicht gespannt, es soll nicht durchhängen. Wickle dafür gegebenenfalls die Enden nochmals um deine Handgelenke, bis eine leichte Spannung erreicht ist.

3

Ziehe die Ellbogen seitlich eng am Körper nach oben, die Schultern nicht mitanheben. Ziehe beim Anheben der Ellbogen die Schulterblätter nach hinten. Die Arme sind angewinkelt. Die Hände sollten sich auf der Höhe des Bauchnabels befinden.
Diese Stellung 5 Sekunden halten. Zurück in die Ausgangsposition. Fünf- bis siebenmal wiederholen.

**Diese Übung alle zwei Tage machen, wenn du dich fitter fühlst, kannst du diese Übung auch jeden Tag machen.
Du kannst auch zu einem Gymnastikband mit mittlerer Stärke greifen. Aber überfordere dich nicht. Sobald die Übung zu anstrengend wird, wieder zum Zweitagerhythmus wechseln. Bei der Entscheidung, welcher Rhythmus für dich der richtige und welche Bandstärke für dich geeignet ist, hilft am besten ein Physiotherapeut.**

TIPP

Natürliche Öle: Sie helfen bei Verspannungen, Schmerzen, Stress und Erkältungssymptomen

KIEFERNÖL

Es beruhigt die Nerven und hilft bei Verspannungen, es löst Schleim, wirkt antibakteriell und entzündungshemmend. 1 Tropfen Kiefernöl mit 10 Tropfen Oliven- oder Sonnenblumenöl mischen. Die schmerzenden Stellen mit ein paar Tropfen Öl einreiben und mit kreisenden Bewegungen einmassieren. Als Badezusatz reinigt es die Atemwege und regt die Durchblutung an: 10 Tropfen Kiefernöl mit 3 TL Pflanzenöl vermischen und in das heiße Wasser geben.

SANDELHOLZÖL

Es wirkt entspannend, löst Muskelverkrampfungen und senkt den Blutdruck. Die richtige Mischung: 3 Tropfen Sandelholzöl mit 25 Tropfen Oliven- oder Sonnenblumenöl mischen, auf die schmerzenden Stellen auftragen und mit kreisenden Bewegungen einmassieren. Eine Duftlampe mit 5 bis 7 Tropfen Sandelholzöl auf dem Nachttisch hilft bei Schlafproblemen.

INGWERÖL

Es hat sich bei Muskel- und Gelenkschmerzen bewährt. Als Anti-Schmerz-Massageöl 3 Tropfen Ingweröl mit 2 EL Sonnenblumenöl vermischen und mit kreisenden Bewegungen einmassieren. Hilfreich, nicht nur gegen Rückenschmerzen, ist ein Bad mit 10 Tropfen Ingweröl. Es regt die Durchblutung an, stärkt das Immunsystem und lindert Erkältungssymptome.

Wichtig bei Anwendungen mit ätherischen Ölen: Im Gesicht die Augenpartie aussparen, da sonst Reizungen auftreten können. Immer die Gebrauchsanweisung bei Produkten mit ätherischen Ölen beachten, um Fehler zu vermeiden.

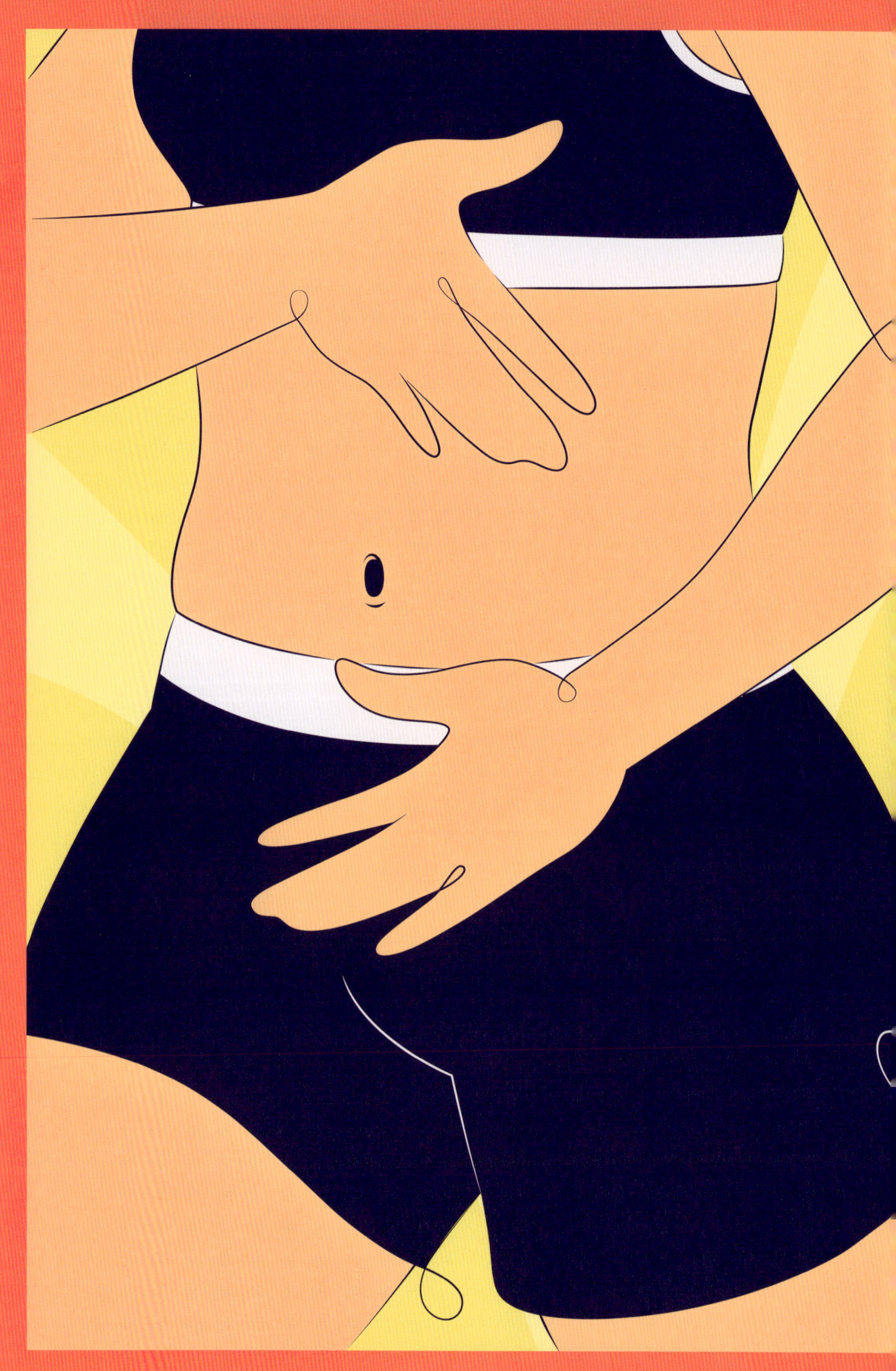

ERNÄHRUNG & VERDAUUNG

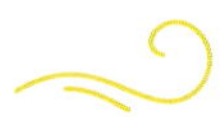

Wie Ernährung und Verdauung mit Atemproblemen zusammenhängen. Und wie gefährlich zu schnelles Essen sein kann

Essen ist für Menschen mit Atemproblemen häufig schwierig, denn zwei verschiedene Vorgänge müssen perfekt zusammen funktionieren: Der Vorgang des Schluckens ist eine kontrollierte Bewegung – zuerst zubeißen, zerkauen und dann Richtung Rachen transportieren. Sobald aber die Kartoffel oder die Wurst am Zungengrund angekommen ist, läuft alles unwillkürlich ab. Der kontrollierte und der unwillkürliche Part müssen zusätzlich noch mit der Atmung koordiniert werden, damit es nicht zu Schluckstörungen kommt. Bei Menschen mit Atemproblemen kann die Schluckfähigkeit so eingeschränkt sein, dass jeder Bissen zu Luftnot führt und sie längere Atempausen brauchen.

Während des Kauens das Besteck beiseitelegen und die Arme aufstützen. Das erleichtert das Atmen.

Auch zu schnell und zu viel zu essen ist für Menschen mit Atemeinschränkungen problematisch, denn dabei können Blähungen auftreten, die das Zwerchfell nach oben drücken. Das sorgt für Sodbrennen und behindert die Atmung. Beim hastigen Essen besteht außerdem die Gefahr, aus Versehen große Stücke zu verschlucken, die über den Kehlkopf in die Speiseröhre gelangen und dort steckenbleiben.

Bleibt verschlucktes Essen in der Luftröhre stecken, kann es die Atmung blockieren oder durch Bakterien eine Lungenentzündung auslösen. Bleiben größere Stücke von Kartoffeln, Gemüse oder Fleisch bereits auf dem Kehldeckel stecken, blockieren sie den Zugang zur Luftröhre und man droht zu ersticken. Im schlimmsten Fall kann das Verschlucken einen reflektorischen Atemstillstand zur Folge haben.

Langsames und bewusstes Kauen ist auch für die Verdauung wichtig. Der Darm braucht gut zerkleinerte und eingespeichelte Lebensmittel. Diese bekommt er nur, wenn man vorher langsam und gründlich gekaut hat.

Im Speichel befinden sich wichtige Verdauungsenzyme, sodass bereits im Mund die Verdauung der Nahrung beginnt und Magen und Darm unterstützt werden. Diese ganz natürliche Entlastung des Magen-Darm-Trakts kann zum Beispiel bei Atemproblemen die Atemnot lindern oder sogar ganz verhindern.

„Gesund" hat nicht nur was mit dem richtigen Kauen und Schlucken zu tun, sondern auch mit einer gesunden Ernährung. Idealerweise sieht ein Speiseplan so aus: drei Viertel der Lebensmittel sollte pflanzlich sein, also Obst und Gemüse, sie liefern Vitamine und Mineralstoffe. Aber bitte möglichst nur frische und am besten saisonale und regionale Ware. Ein Viertel sollte aus Kohlenhydraten – also Pasta, Kartoffeln, Brot und Getreide – und tierischen Lebensmitteln bestehen.

Ungesunde Ernährung ist nicht nur eine Ansammlung von kleinen Sünden, die man verzeihen kann. Sie hat Folgen, die unsere Gesundheit negativ beeinträchtigen. Eine unausgewogene Ernährung und Fast Food schwächen unter anderem das Immunsystem und führen zu Gewichtszunahme. Das bedeutet für Patienten mit Atemwegserkrankungen ein erhöhtes Risiko für eine Verschlechterung der Beschwerden.

SOLL ICH ZÄHLEN ODER ESSEN?

Wie oft man jeden Bissen im Mund zerkleinern soll, da reichen die Empfehlungen von 15- bis 32-mal, einige Experten raten sogar zu bis zu 50-mal. Auch wenn diese Zahlen kein Muss sind, sondern Empfehlungen, frage ich mich, wie ich das bewerkstelligen soll. Manchmal habe ich Hunger und vergesse, zu zählen. Manchmal verzähle ich mich gleich am Anfang und gebe entnervt auf. Manchmal konzentriere ich mich so sehr aufs Zählen, dass ich gar nicht schmecke, was ich esse.

Ich weiß mittlerweile, dass bestimmte Medikamente die Verdauung durcheinanderbringen, aber ich fragte mich, was es für einen Unterschied macht, ob ich nun 25-mal oder 35-mal kaue. Professor Reichenberger musste mal wieder helfen ...

Dass ein Bissen ausreichend durchgekaut ist, merkt man am besten an der Konsistenz. Diese soll leicht breiig sein. Für Patienten mit schweren Atemwegsproblemen kann es von Vorteil sein, die Ernährung hauptsächlich auf zerkleinerte und pürierte Speisen umzustellen.

Dass die Bissen ausreichend eingespeichelt sind, ist übrigens auch die Vorbedingung für das Glücksgefühl beim Essen – egal, ob man 15 oder wie viele Kaubewegungen auch immer gemacht hat. Auf jeden Fall wird die beim Kauen durch Aufspaltung der Nahrungsmittel gebildete Glucose über die Mundschleimhaut direkt ins Gehirn befördert und pusht dort die vermehrte Produktion des Glückshormons Serotonin.

CORNELIA EYSSEN

Blähungen und Verstopfung

Magen, Dünn- und Dickdarm sind die Couch Potatoes unter den Körperorganen, sie brauchen immer wieder einen Anschubser, um sich zu bewegen und um richtig zu funktionieren. Dafür sorgt die Atmung. Mit jedem Atemzug werden die Verdauungsorgane vom Zwerchfell zusammengedrückt und dehnen sich dann wieder aus. Atmen wir zu flach oder zu hastig ein und aus oder leiden wir unter Kurzatmigkeit, leidet auch die Verdauung und es kommt zu Verstopfung und Blähungen. Eine Veröffentlichung des Portals Statista von 2017 zeigt: 46 Prozent der Deutschen leiden häufig unter Blähungen, 50 Prozent des öfteren unter Durchfall und 40 Prozent unter Sodbrennen. 16 Prozent sind von Verstopfungen betroffen.

ÜBUNG 13

Vayu Nishkasana

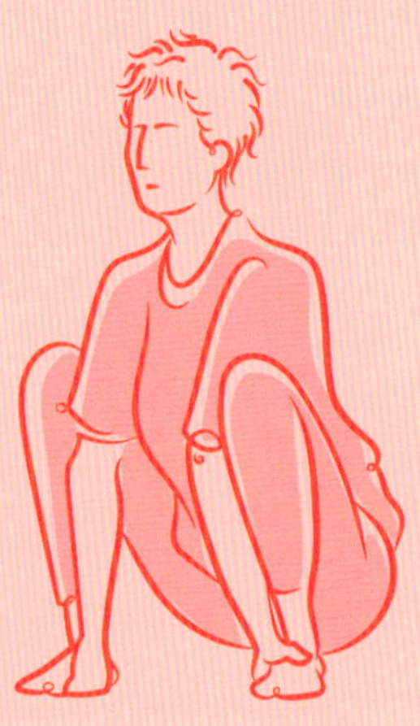

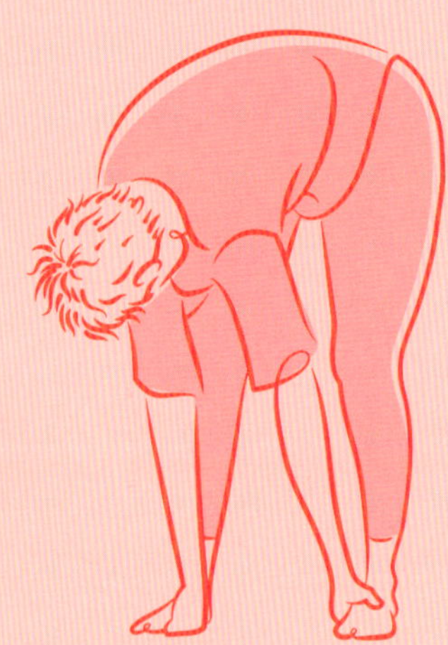

Der Name dieser Yoga-Übung sagt es bereits: „Vayu Nishkasana" bedeutet so viel wie „Windentferner". Sie hilft bei Blähungen.

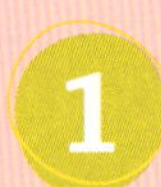

Stelle dich aufrecht hin, die Füße stehen schulterbreit nebeneinander.

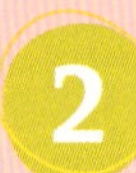

Gehe in die Hocke und umfasse von innen deine Fußsohlen. Die Finger liegen unter der Fußsohle und die Daumen auf dem Fußrücken. Beuge die Ellbogen etwas und drücke die Oberarme gegen die Innenseiten der Knie.

Langsam einatmen und den Kopf dabei leicht nach hinten bewegen. 3 Sekunden den Atem anhalten. Beim Ausatmen den Kopf Richtung Knie ziehen, die Knie strecken und den Po nach oben schieben. Die Hände umfassen weiter die Fußsohlen und die Arme sind leicht gebeugt. Den Atem für 3 Sekunden anhalten.

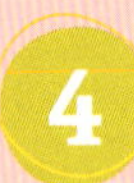

Beim Einatmen langsam zurück in die Ausgangsposition. Die Übung acht- bis zehnmal wiederholen.

Diese Übung ist nur für Menschen mit Yogaerfahrung geeignet.

TIPP

Alles aus der Natur – Kräuter zum Würzen und Trinken, die das Atmen erleichtern und die Lunge stärken

ECHTER ALANT

Er wird auch Darm- oder Schlangenkraut genannt. Bereits seit der Antike gilt das Kraut als Heilmittel bei Husten, Bronchitis, Erkältungen, Brustschmerzen und Atemnot und wird zur Stärkung der Lungenfunktion eingesetzt. Nur die Wurzel wird verwendet, ihre ätherischen Öle erweitern die Atemwege. Für 1 Tasse Tee 1 TL fein geschnittene, getrocknete Alantwurzel mit 150 ml heißem Wasser übergießen. 10 Minuten abgedeckt ziehen lassen, dann abseihen.

EIBISCHWURZEL

Sie besitzt einen hohen Anteil an Schleimstoffen, die die gereizte Schleimhaut in den Atemwegen mit einem Schutzfilm überziehen und damit Schmerzen lindern. Für 1 Tasse Tee 1 gehäuften TL getrocknete und zerkleinerte Wurzel mit 200 ml heißem Wasser übergießen. 10 Minuten abgedeckt ziehen lassen, dann abseihen. Viermal täglich 1 Tasse trinken.

EUKALYPTUS

Die duftenden Blätter des Baumes sind (fast) Alleskönner – sie befreien die Atemwege, lindern Entzündungen im Rachen und helfen bei Pilzerkrankungen. In flüssiger Form helfen sie bei Rheumaschmerzen und können sogar Bakterien bekämpfen. Mit Eukalyptus-Tee zu gurgeln ist ein heilsames Mittel bei Halsschmerzen und anderen Entzündungen im Rachenbereich. Für 1 Tasse Tee 1 TL fein geschnittene Eukalyptusblätter mit 200 ml heißem Wasser übergießen, zugedeckt 7 Minuten ziehen lassen, abseihen und trinken.

HUFLATTICH

Das Kraut stärkt die Lunge, wirkt schleimlösend und beruhigt die Schleimhäute. Ein Huflattich-Tee lindert unter anderem Beschwerden bei Asthma, Husten und Bronchitis. Für 1 Tasse Huflattich-Tee 2 TL getrocknete und fein geschnittene Blüten und Blätter mit 250 ml heißem Wasser übergießen. 10 Minuten abgedeckt ziehen lassen, dann abseihen. Bei Bedarf 3 bis 4 Tassen täglich trinken.

FORTSETZUNG AUF DEN NÄCHSTEN SEITEN

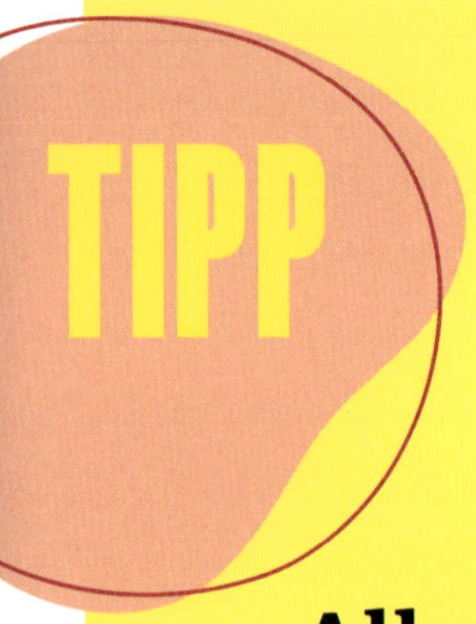

Alles aus der Natur – noch mehr Kräuter, die das Atmen erleichtern und die Lunge stärken

KÖNIGSKERZE

Der Pflanzenextrakt aus den Blüten und Blättern der Königskerze beruhigt gereizte Schleimhäute und hilft so bei anhaltendem Hustenreiz. In der Naturheilkunde wird ein Tee aus Königskerze auch eingesetzt, um das Abhusten zu erleichtern. Für 1 Tasse Tee 3 bis 4 TL fein geschnittene getrocknete Blüten mit 150 ml Wasser überbrühen. 10 Minuten abgedeckt ziehen lassen, abseihen.

KURKUMA

Das Gewürz ist nicht nur zum Würzen da, es wirkt als Tee unter anderem entzündungshemmend und antioxidativ. Es reguliert die Verdauung, verdünnt das Blut, entgiftet den Körper und senkt den Cholesterinspiegel. All diese Eigenschaften tragen zur Gesundheit bei und helfen den Körperzellen, sich zu regenerieren. Für 1 Tasse Tee ½ TL Kurkumapulver mit 220 ml heißem Wasser übergießen. 5 Minuten ziehen lassen und gut umrühren, damit sich das Pulver im Wasser auflöst. Täglich 1 Tasse trinken. In Indien gilt Kurkuma übrigens als „Gewürz des Lebens“. Es gehört untrennbar zu typisch indischen Currygerichten, es verfeinert Pasta, Chutneys und exotisch-frische Suppen.

OREGANO

Er enthält Carvacrol und Rosmarinsäure. Beides wirkt schleimlösend und entzündungshemmend. In der Küche, besonders in mediterranen Gerichten, schmeckt der gesunde Oregano zu (fast) allem: Kartoffeln, Pasta mit Zucchini oder Tomaten, zu Hähnchen oder in Kräuterbutter.

PFEFFERMINZE

Das ätherische Öl in Pfefferminze enthält Menthol. Es kühlt angenehm, entspannt die Atemwege, sorgt für eine freie Atmung und wird deshalb auch oft für Einreibungen bei Erkältungen verwendet. Für 1 Tasse Tee 7 Pfefferminzblätter mit 200 ml Wasser überbrühen. 8 bis 10 Minuten abgedeckt ziehen lassen, dann abseihen. Pfefferminze kann auch sehr gut in der Küche verwendet werden. Sie verleiht Joghurt, Eistees, Lamm, Fisch und vielen marokkanischen Gerichten eine köstliche Note.

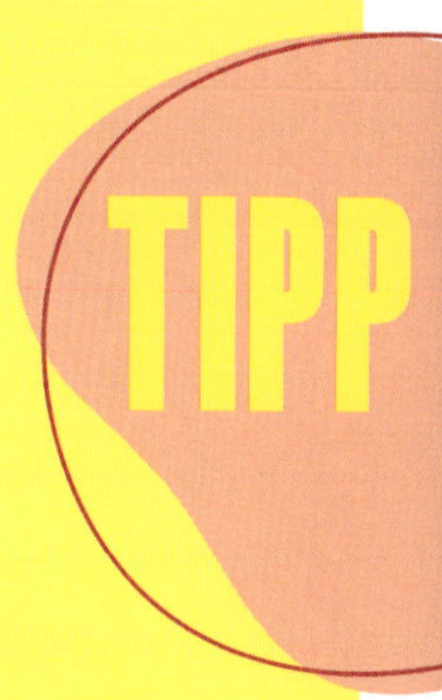

SALBEI

Er bekämpft Atemwegserkrankungen wie Halsschmerzen und entzündete Schleimhäute, befreit die Atemwege und wirkt entzündungshemmend. Für 2 bis 3 Tassen Tee 10 klein geschnittene Salbeiblätter mit 500 ml heißem Wasser übergießen. 10 Minuten abgedeckt ziehen lassen, dann abseihen. Bei Bedarf 3 Tassen täglich trinken. Salbei kann auch zum Kochen verwendet werden. Er würzt Fleisch, Fisch und Pilze und verfeinert Marinaden. Besonders beliebt ist er auch zu Pasta oder Gnocchi in Form von Butter-Salbei-Soße.

SÜSSHOLZ

Die Wurzel gehört zur Traditionellen Chinesischen Medizin wie die Erdbeere aufs Sahnetörtchen. Süßholz löst Krämpfe in den Lungen und damit Hustenreiz, außerdem erleichtert es das Abhusten von Schleim und lindert Entzündungen. Für 1 Tasse Tee 1 bis 2 TL klein geschnittene Süßholzwurzel mit 150 ml Wasser überbrühen. Abgedeckt 10 Minuten ziehen lassen, dann abseihen. Bei Bedarf dreimal täglich 1 Tasse trinken. Süßholz kann man auch naschen, es wird für manche Süßspeisen und Bonbons verwendet.

THYMIAN

Dank seiner ätherischen Öle befreit er die Atemwege und wirkt schleimlösend. Thymian-Tee empfiehlt sich bei Bronchitis und Halsschmerzen. Für 1 Tasse Tee 1 TL getrocknete zerriebene Thymianblätter mit 200 ml heißem Wasser übergießen. 10 Minuten zugedeckt ziehen lassen, dann abseihen. Nicht nur im Tee ist Thymian zu empfehlen. Er verleiht vielen Speisen einen leckeren Geschmack und eine Prise Gesundheit. Besonders gut passt Thymian zu Tomaten- und Pilzgerichten, zu Eintöpfen und Hackfleisch.

SCHLAFEN & SCHNARCHEN

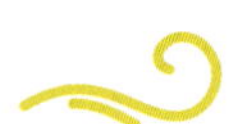

Schlafe dich gesund. Schlafe dich glücklich. Schlafe dich fit

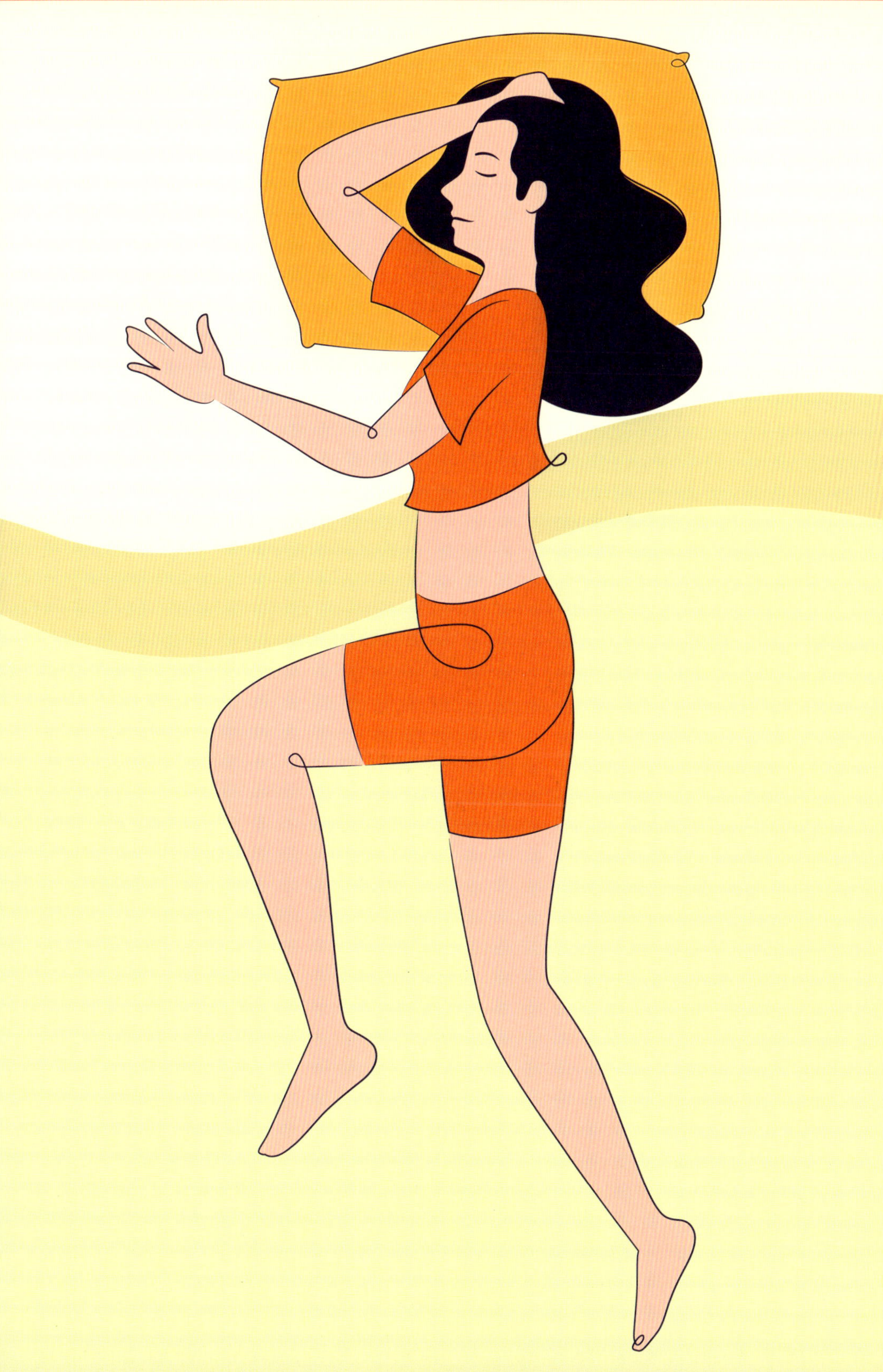

Wir müssen schlafen, um uns von den Anstrengungen des Tages zu erholen und gesund zu bleiben. Wir müssen schlafen, damit Körper und Geist sich regenerieren können. Wir müssen schlafen, damit sich unser Stoffwechsel wieder ausbalanciert und das Immunsystem gestärkt wird. Wir müssen schlafen, damit sich unsere Wirbelsäule erholen kann. Jemandem eine „Gute Nacht" oder „Schlaf gut" zu wünschen ist nicht nur eine freundliche Redensart, sondern hat auch einen wichtigen medizinischen Hintergrund. Nach einer geruhsamen Nacht sind wir am nächsten Tag wieder in der Lage, uns mit frischer Energie auf unsere Aufgaben zu konzentrieren und auf Ereignisse angemessen zu reagieren.

Leider verbringen viele Menschen keine gute Nacht, sie leiden unter Ein- und Durchschlafproblemen. Die Störung der wichtigen nächtlichen Erholungsphase betrifft mehr und mehr Menschen. Laut einer Studie der Krankenkasse DAK sind Schlafstörungen bei Erwachsenen zwischen 35 und 65 Jahren von 2010 bis 2017 um 66 Prozent gestiegen. Die Weltgesundheitsorganisation (WHO) wies 2019 darauf hin, dass Schlafstörungen eine der größten Gesundheitsgefahren des 21. Jahrhunderts sind. Mehr und mehr Männer und Frauen greifen deshalb zu Mitteln aus der Apotheke, dem Reformhaus oder dem Drogeriemarkt, um ihre Ein- und Durchschlafstörungen zu bekämpfen.

Wenn Schlafmittel zu Schlafstörungen führen

Schlaffördernde Medikamente oder Nahrungsergänzungsmittel mit dem Schlafhormon Melatonin sind in Apotheken und Drogeriemärkten frei verkäuflich, wenn eine Dosis nicht mehr als 1 Milligramm des Hormons enthält. Alle höher dosierten Tabletten, Dragees, Tropfen und Sprays sind verschreibungspflichtig.

Bei der Einnahme von frei verkäuflichen Produkten ist es ratsam, sich in der Apotheke oder bei einem Arzt ausführlich beraten zu lassen. Einschlafhelfer können nämlich zum Einschlaffeind werden, weil der Körper sich dran gewöhnt und die Wirkung nachlässt. Bei einer zu hohen Dosis oder über einen längeren Zeitraum eingenommen, können sie unter anderem auch Kopfschmerzen, Schwindel, Nervosität, Übelkeit und Schwindelgefühle verursachen.

Ein Unterschied wie Tag und Nacht

Die Lunge schläft nie, sie ist auch in der Nacht tätig, aber während des Schlafs kann auch sie sich erholen. Die Zahl der Atemzüge nimmt ab, die Atemwege werden enger und wir atmen nicht so tief wie tagsüber, sodass die Atemmuskeln im Slow-go-Modus arbeiten können.

Warum schnarchen wir eigentlich?

In der Nacht entspannen sich alle Muskeln des Körpers, auch die im Hals und im Rachen. Dadurch verkleinert sich der Rachendurchmesser. Trifft die eingeatmete Luft auf das verkleinerte und entspannte Gewebe, flattert oder vibriert es. Wir schnarchen.

Was kann man dagegen tun? In vielen Fällen hilft schon eine einfache Schlafspange. Sie

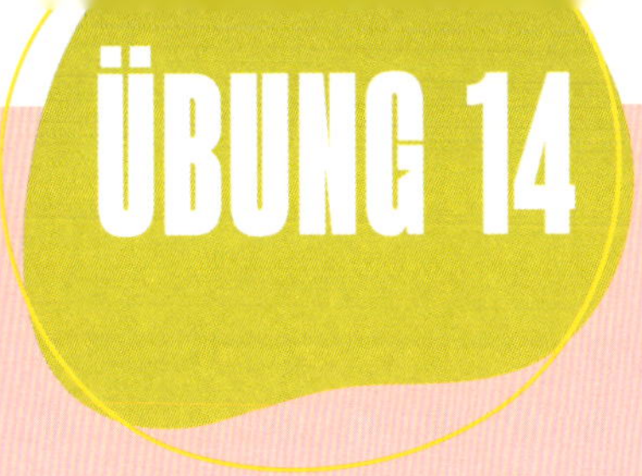

Ausprobieren. Wie die Zungentechnik gegen das Schnarchen hilft

Brasilianische Forscher der Universität Sao Paulo haben diese Übungen entwickelt, die die Gaumenmuskulatur trainieren, die Atmung erleichtern und damit gegen Schnarchen helfen soll. Die Übungen sollte man zweimal täglich durchführen, am besten auch immer mal wieder zwischendurch. Außerdem empfehlen die Forscher, vor dem Schlafengehen eine Nasendusche zu machen, die die Nebenhöhlen befreit, sodass man leichter durch die Nase atmen kann.

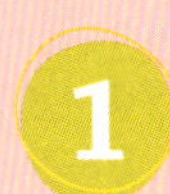

Die Zungenspitze gegen die Innenseite der Vorderzähne pressen und langsam am Gaumen Richtung Rachen bewegen.
5 Sekunden halten, dann entspannen.
Zehn- bis 15-mal wiederholen.

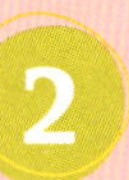

Die Zunge an den oberen Gaumen pressen, 5 Sekunden halten und zurück in die Normalposition. Zehnmal wiederholen.

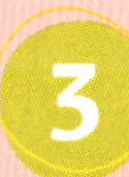

Die Zungenspitze hinter die unteren Vorderzähne drücken und den hinteren Teil 5 Sekunden gegen den Mundhöhlenboden pressen. Zunge entspannen. Zehnmal wiederholen.

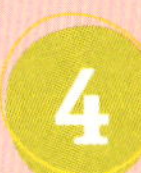

Den hinteren, weichen Teil des Gaumens und das Zäpfchen anheben und dabei „A" sagen. 3 bis 4 Sekunden halten, dann zurück in die Ausgangsposition. Zehnmal wiederholen.

"

LIEBER KALTE FÜSSE ALS SCHLECHTER SCHLAF

Durch den Lungenkrebs und die Bestrahlungen reagieren die Schleimhäute meiner Atemwege besonders empfindlich. Eine zu trockene Luft im Schlafzimmer löst bei mir Hustenreiz und Halsschmerzen aus. Da wir in einer ausgebauten Dachwohnung leben, wurde in allen Zimmern viel Holz verarbeitet. Wenn im Herbst und Winter geheizt wird, trocknet die Wärme nicht nur das Holz aus, sondern auch meine Schleimhäute. Seit einiger Zeit stellen wir deshalb eine Wasserschale auf die Heizung, das funktioniert ganz gut. Wir wechseln das Wasser täglich und die Schale säubere ich einmal in der Woche mit Spülmittel. Warum? Nun, in warmem Wasser siedeln sich gern Keime an, die an die Raumluft abgegeben werden – und die will ich nicht einatmen.

Um das Schlafzimmer ein bisschen gemütlicher einzurichten, haben wir überlegt, das Laminat gegen eine schöne, helle Auslegeware zu tauschen. Mein Mann meinte, dann hätte ich auch keine kalten Füße mehr. Professor Reichenberger riet uns davon jedoch ab, als ich ihm davon erzählte. Teppiche im Schlafzimmer und vor allem verklebte Ware können zum Teil Stoffe ausdünsten, die den Schlaf beeinträchtigen. Zudem verfangen sich in einem Teppich und in Auslegeware Staub, Haare und Hautpartikel, auch Hausstaubmilben fühlen sich dort wohl. Er meinte, wir sollten besser beim Laminat bleiben.

CORNELIA EYSSEN

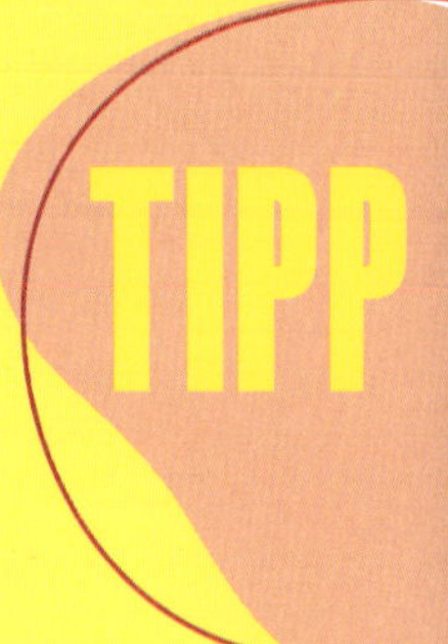

Kennst du die? Die vier wichtigsten Tipps für den Wohlfühlschlaf

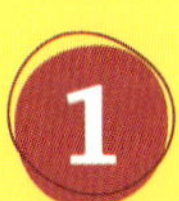

Frische Luft muss sein. Ist der Kohlendioxidanteil im Schlafzimmer zu hoch und die Luftqualität zu schlecht, kann sich der Körper nachts nicht ausreichend regenerieren. Für die nächtlichen Reparaturarbeiten braucht der Körper genügend Sauerstoff in Form von frischer Luft.

Jeder Erwachsene atmet pro Stunde etwa 1 Kilogramm CO_2 aus. In einem normal großen Schlafzimmer mit zwei Personen ist also meist schon nach etwa 4 Stunden der CO_2-Wert erhöht. Die verbrauchte Luft kann zu Atmungs- und Schlafstörungen führen. Damit die Luft im Zimmer mit genügend Sauerstoff versorgt wird, sollte das Schlafzimmer ausreichend gelüftet werden: Vor dem Schlafengehen die Fenster für etwa 5 Minuten ganz öffnen, nicht nur kippen.

Nicht zu warm, nicht zu kalt: Neben ausreichendem Lüften spielt auch die Raumtemperatur eine Rolle, um 18 Grad Celsius im Schlafzimmer ist ideal. Da das Wärmebedürfnis im fortgeschrittenen Alter zunimmt, sind 20 Grad Celsius in diesem Fall auch völlig okay. Bei höheren Temperaturen könnten jedoch die Mund- und Nasenschleimhäute austrocknen, was Kratzen im Hals oder Hustenreiz auslösen kann.

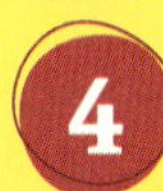

Auch die Luftfeuchtigkeit ist wichtig. Sie sollte im Schlafzimmer zwischen 40 und 60 Prozent betragen. Dafür sorgen wir aber fast gänzlich selbst, denn Nacht für Nacht atmen wir durchschnittlich zwei Liter Wasserdampf aus.

weitet den Rachenraum etwas und schafft mehr Platz zum Atmen. Auch spezielle, vom Zahnarzt angepasste Zahnspangen für den Unterkiefer können helfen, ebenso wie ein Eingriff beim HNO-Arzt.

Schlafapnoe – wenn nachts plötzlich die Atmung aussetzt

Zu störenden Schnarchgeräuschen können Störungen der Atmung hinzukommen. Kommt es beim Schnarchen zu einer Abnahme der Atemtiefe oder gar zum Stocken der Atmung mit Atempausen (Apnoen), bedeutet das für den Körper erheblichen Stress. Häufig auftretende Atempausen können Anzeichen für eine krankheitsrelevante Störung sein.

Wenn zum Schnarchen Atemaussetzer hinzukommen, spricht man von einer Schlafapnoe. Sie entsteht, wenn sich die Rachenöffnung noch weiter verkleinert. Dadurch kann der Luftfluss stocken und der Körper wird nicht mehr mit ausreichend Sauerstoff versorgt. In einem solchen Fall reagiert sofort das Atemzentrum im Gehirn und wir wachen auf, aber nur ganz leicht und kurz. Dadurch spannen sich die Muskeln an und die Atmung funktioniert wieder normal. Danach schlafen wir weiter, der Schlaf wurde also nur für eine kurze Zeitspanne unterbrochen.

Treten diese Unterbrechungen aber häufig oder ständig auf, fehlt dem Körper die nächtliche Erholungsphase. Die Folgen sind Müdigkeit und Konzentrationsstörungen. Besonders im Straßenverkehr kann das gefährlich werden, denn wenn die Müdigkeit so groß ist, dass sie zum Sekundenschlaf führt, können Autounfälle die Folge sein.

Was zu wenig Schlaf mit unserer Persönlichkeit macht

Ständig unausgeschlafen zu sein kann sogar Persönlichkeitsveränderungen zur Folge haben. Die Betroffenen leiden beispielsweise unter Antriebslosigkeit und Leistungsschwäche. Sie verlieren das Interesse an vielen Dingen, das kann bis hin zu depressiven Beschwerden reichen. Auch eine erhöhte Reizbarkeit, Stimmungsschwankungen und aggressives Verhalten können die Folge mangelnder nächtlicher Erholung sein.

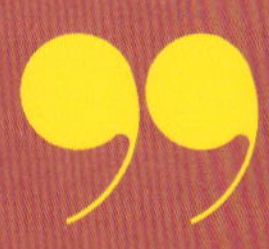

DARF'S ETWAS HÖHER SEIN? JA, BITTE

Durch meine eingeschränkte Atmung leide ich nachts öfter unter Luftnot. Die Lösung des Problems ist ganz einfach, der Rat kam von Professor Reichenberger: mehrere Kopfkissen übereinanderstapeln oder den Lattenrost am Kopfende höher stellen, sodass der Oberkörper höher liegt. In dieser Schlafposition bleiben die oberen Atemwege offen und man kann leichter atmen. Die Kopfkissen-Lösung ist nichts für mich, da liege ich zu weich. Die Idee mit dem Lattenrost funktioniert wunderbar.

CORNELIA EYSSEN

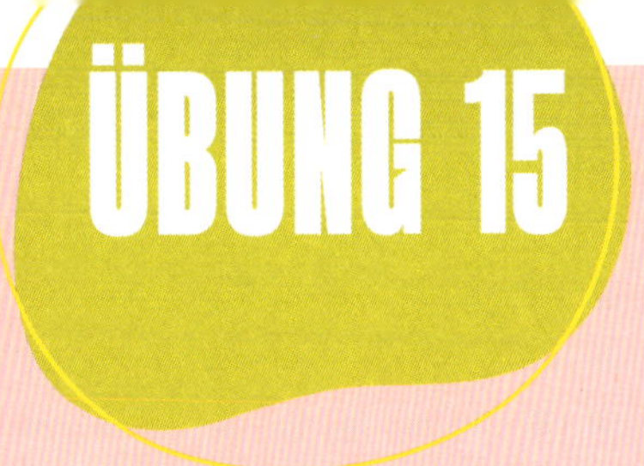

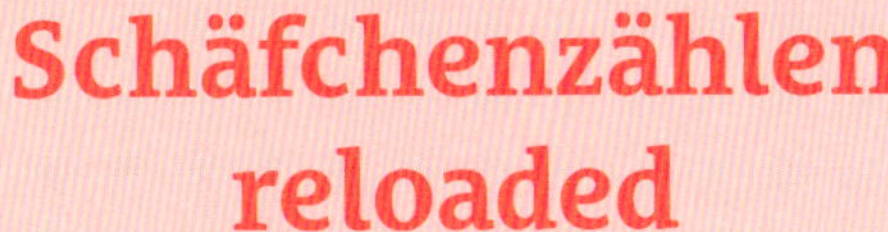

Du kannst nicht einschlafen? Vergiss die Schäfchen, die über den Gartenzaun springen. Die eigenen Atemzüge zu zählen hilft viel besser, um die Nerven und das Herz wieder ins Gleichgewicht zu bringen.

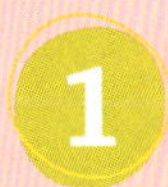

Lege dich bequem ins Bett und atme tief und langsam ein und wieder aus. Zähle dabei deine Atemzüge, Ein- und Ausatmen werden dabei als eine Einheit gerechnet.

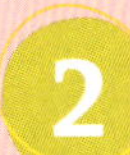

Beginne bei 20 und zähle rückwärts: einatmen und ausatmen, 20, einatmen und ausatmen, 19, und so weiter, bis du bei null angekommen bist.

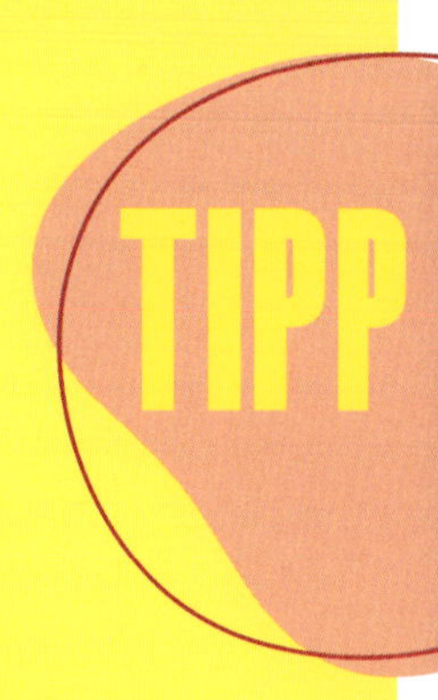

IM WAHRSTEN SINNE DES WORTES: SCHÖNER EINSCHLAFEN

Schöne Träume bescheren uns eine entspannte Atmung, weil der Körper dann so schön entspannt ist. Träume dich also an einen wunderschönen Ort oder denke an die Begegnung mit einem Menschen, der dir viel bedeutet.

Erinnere dich an den Augenblick, als du das erste Mal dein Baby im Arm gehalten hast oder an den ersten Kuss damals vor der Haustür. Stelle dir die Situation bildlich vor und beziehe dann alles mit ein: den Geruch, die Geräusche, die Farbe des Himmels, deine Kleidung und die Menschen oder Pflanzen in der Umgebung. Um nicht erst abends im Bett nachdenken zu müssen, welche Erinnerung du heraufbeschwören möchtest, kannst du jetzt, genau in diesem Moment, in deinem Gedächtnis nach einem traumhaften Erlebnis suchen.

ERST „FRÜHSTÜCK BEI TIFFANY'S", DANN „GUTE NACHT"

Was ist, wenn die Ärzte bei der nächsten Kontrolle Metastasen entdecken? Wird die anstehende Operation gut gehen? Wird meine Luftnot schlimmer werden? Träumen ist für mich eine wunderbare Art, um meine Ängste und Sorgen vor der Zukunft zu vergessen. Ein erholsamer Schlaf ist wichtig, gerade für kranke Menschen.

Nachdem das Problem mit der trockenen Luft im Schlafzimmer gelöst war, störte mich noch das Licht der Straßenbeleuchtung auf meinem Weg ins Land der Träume. Bei heruntergelassenen Jalousien fühle ich mich eingesperrt, ebenso bei Verdunkelungsvorhängen. Die Lösung: eine Schlafmaske!

Eine Patientin mit Schlafstörungen hatte Professor Reichenberger von ihrer Erfahrung mit der Einschlafhilfe erzählt. Er gab den Rat an mich weiter und ich hatte zufällig gerade „Frühstück bei Tiffany's" gesehen. Ich besitze inzwischen drei Schlafmasken – eine mit Rosenmuster, eine mit aufgedruckten Wimpern und eine in Lippenstiftrot.

CORNELIA EYSSEN

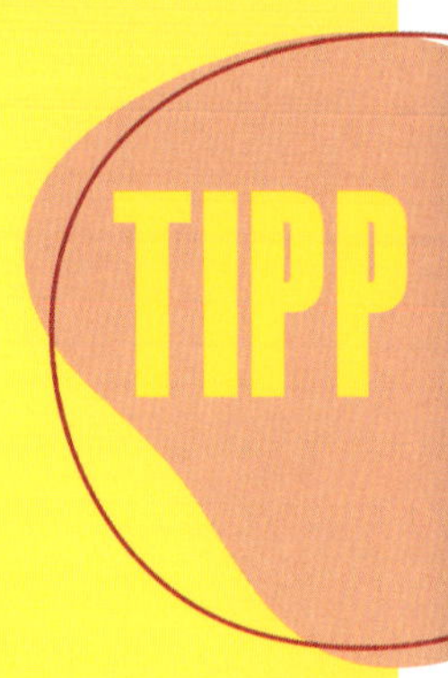

DER TEE MIT DEM GUTE-NACHT-EFFEKT

Manche Kräuter besitzen Heilkräfte, die die Seele beruhigen, den Körper entspannen und damit für eine ruhige, gleichmäßige Atmung und einen guten Schlaf sorgen.

Melisse hilft gegen Nervosität und entkrampft. Das ätherische Öl im Lavendel hilft gegen innere Unruhe. Hopfen verbessert den Schlaf. Er hat – so vermuten Forscher – einen ähnlichen Effekt wie das Schlafhormon Melatonin. Und dann gibt es noch Baldrian, der die Nerven und den Körper entspannt. Zusammen ergeben sie einen Kräutertee, der beim Einschlafen hilft.

Für eine kleine Kanne Abend-Tee 2 TL Melisse und jeweils 1 TL Lavendelblüten, Hopfen und Baldrian, jeweils getrocknet und gerebelt, gut vermischen und mit 400 ml heißem Wasser übergießen. Abgedeckt 10 Minuten ziehen lassen, abseihen und in Ruhe vor dem Zubettgehen trinken.

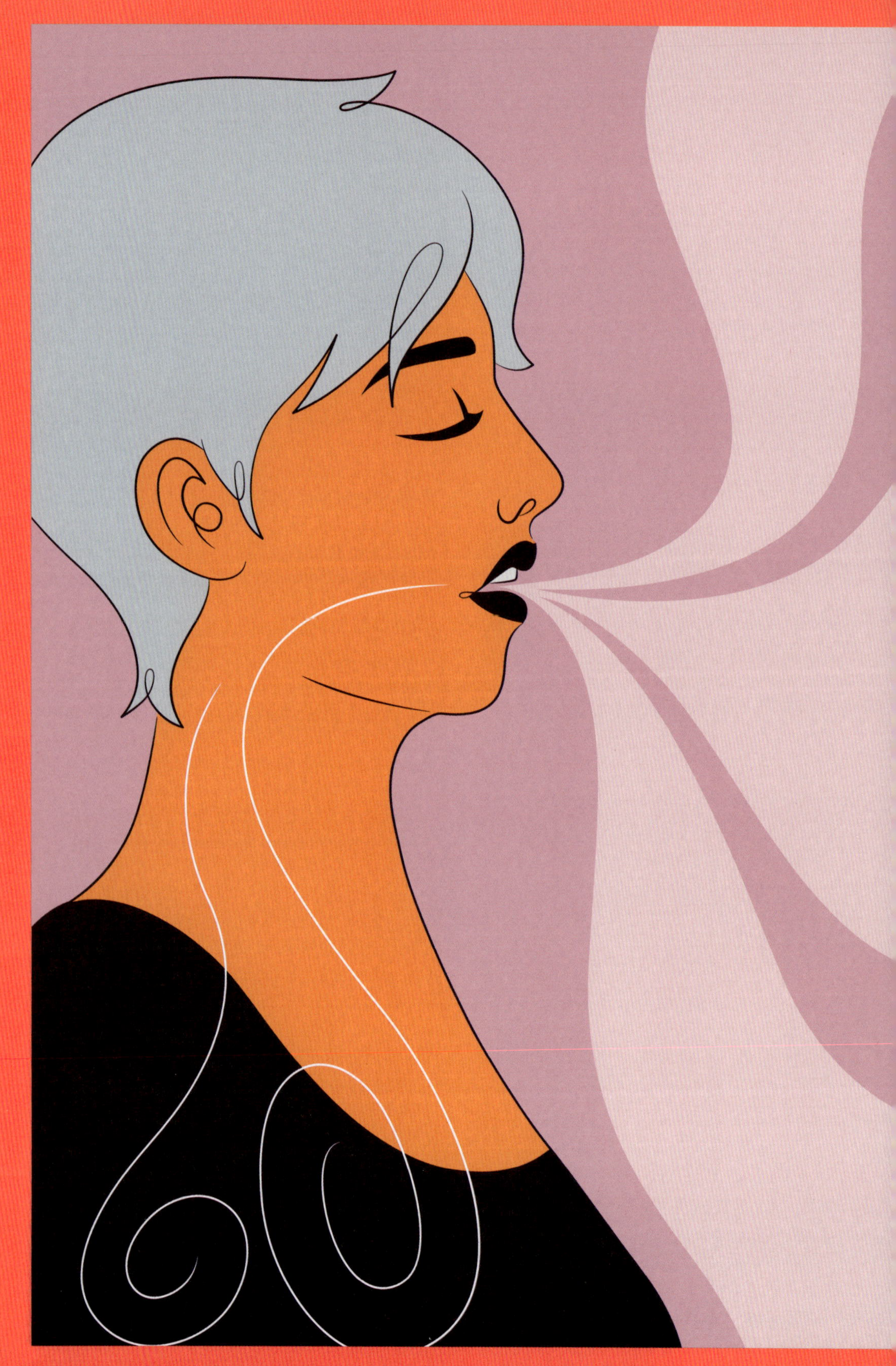

ERKRANKUNGEN **DER** ATEMWEGE

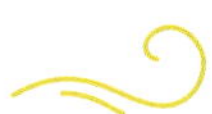

Es gibt viele Krankheiten, die Luftnot auslösen können. Worauf man achten sollte und was bei der Heilung hilft

Für gesunde Menschen ist Atmen kein Problem. Auch wenn sie sich körperlich anstrengen und Herz und Lunge härter arbeiten müssen, verspüren sie nicht gleich Atemnot. Aber bei Menschen mit Erkrankungen wie Asthma bronchiale und COPD, einer Lungenentzündung oder Erkrankungen des Herzens können schon geringe Anstrengungen zu Luftnot führen. Dies gilt ebenso, wenn der Blutkreislauf gestört ist.

ASTHMA BRONCHIALE

Asthma bronchiale ist eine weltweit zunehmend auftretende Erkrankung. Im Global Asthma Report der Weltgesundheitsorganisation (WHO) von 2018 gehen internationale Experten von 339 Millionen Betroffenen aus. Exakte Zahlen sind schwer zu erfassen, da sie von verschiedenen Faktoren wie etwa der Diagnosestellung und dem Krankheitsverlauf abhängen. In Deutschland wird Asthma bronchiale bei circa 10 Prozent der Kinder und 5 Prozent der Erwachsenen vermutet, wobei die Erkrankung in stark unterschiedlicher Schwere auftreten kann.

Bei Asthma bronchiale sind die Atemwege entzündet und reagieren überempfindlich auf innere und äußere Reize. In der Folge ziehen sie sich zusammen und verengen sich. Das führt zu einem Engegefühl in der Brust, zu Luftnot und zu Husten.

Allergisches und nicht allergisches Asthma – das ist der Unterschied

Allergisches Asthma bronchiale wird meist durch Stoffe, sogenannte Allergene, verursacht, die sich in der Luft befinden und dann eingeatmet werden. Dies führt zu einer Schwellung der Schleimhaut und Verkrampfung der Muskulatur in den unteren Atemwegen, den Bronchien. In den oberen Atemwegen, zum Beispiel der Nase, führt es dann zu Heuschnupfen.

Handelt es sich um Pollen von Bäumen, Gräsern und anderen Pflanzen, treten die Beschwerden je nach Blütezeit auf. Andere allergieauslösende Allergene stammen von verschiedenen Tieren, am häufigsten von Katzen, Hunden, Pferden und auch Hausstaubmilben. Selbst Mehlstaub kann allergisches Asthma auslösen, man spricht dann von „Bäckerasthma“ als Berufskrankheit.

Auch verschiedene Umweltstoffe und Chemikalien können die Ursache sein. Chrom beispielsweise, das bei Lederprodukten verwendet wird, um das Material geschmeidig zu machen. Aber auch Textilien, die chemisch behandelt wurden, damit sie zum Beispiel nicht aus der Form geraten und weniger knittern, können Allergien auslösen. Ebenso Farbstoffe in der Kleidung.

Bei nicht allergischem Asthma sind die Auslöser oft Infektionen mit Viren, Bakterien und Pilzen. Aber auch bestimmte Medikamente wie Betablocker und Aspirin können die Ursache sein, ebenso kalte Luft und körperliche Belastungen.

Für allergisches und nicht allergisches Asthma bronchiale gilt, dass Infektionen der

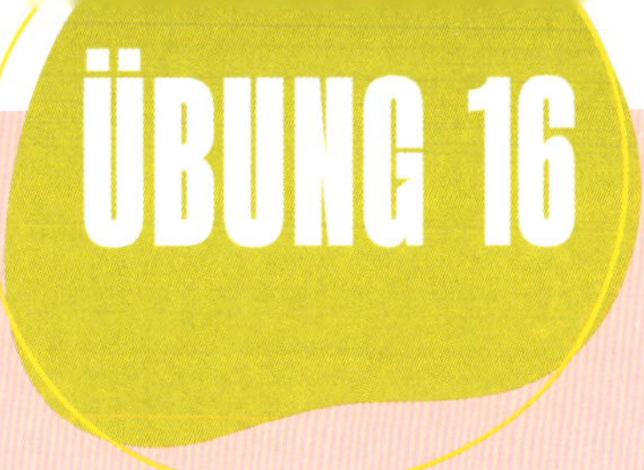

Die Wolken teilen, um leichter atmen zu können

„Die Wolken teilen" kommt aus dem Tai-Chi. Diese Übung hilft gegen Stress und Atembeschwerden, vor allem bei Asthma. Der Körper entspannt sich, der Brustkorb öffnet sich und man atmet langsam und kontrolliert ein und aus.

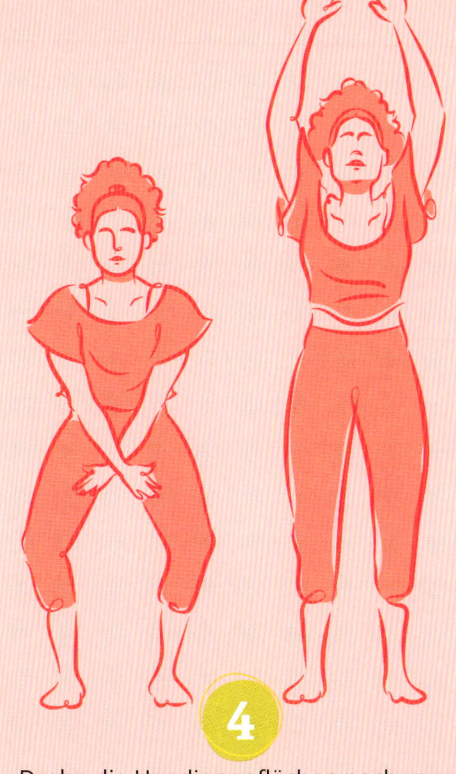

1

Stelle dich aufrecht hin, die Schultern sind entspannt nach unten gedrückt, die Arme hängen locker an den Seiten, die Füße stehen etwa hüftbreit nebeneinander.

2

Kreuze die Hände vorm Bauch, die Handinnenflächen zeigen zum Körper. Leicht in die Knie gehen und den Oberkörper etwas nach vorne beugen.

3

Atme tief und langsam ein, strecke dabei die Beine und richte den Oberkörper auf, der Kopf ist dabei leicht nach hinten geneigt. Führe die leicht angewinkelten Arme seitlich über den Kopf. Während der Bewegung sind die Handinnenflächen nach oben gerichtet.

4

Drehe die Handinnenflächen nach vorn, weg vom Körper, wenn die Hände über dem Kopf schweben. Dabei spürst du eine leichte Spannung in den Oberarmen. Atme langsam aus, senke die Arme, so als wolltest du die Wolken teilen, und beuge leicht die Knie.

5

Gehe dann wieder in die Ausgangsposition und wiederhole die Übung sechs- bis achtmal, am besten jeden Morgen.

Atemwege, Umweltgifte und insbesondere Rauchen zu einer Verstärkung der Symptome führen. Auch Stress sowie private und berufliche Probleme können zu einer Verschlimmerung der Erkrankung führen.

Ein Asthmaanfall – was alles passieren kann. Und was hilft

Werden die Atemwege eines Asthmapatienten gereizt, ziehen sich die Muskeln um die Bronchien zusammen und verengen diese. Gleichzeitig schwillt die Schleimhaut im Inneren der Bronchien an und bildet einen zähen Schleim, der die Luftwege verengt und das Atmen erschwert. Um genügend Luft zu bekommen, müssen die Patienten schneller und mit mehr Kraft ein- und ausatmen.

Es kann vorkommen, dass ein Kranker bei einem Anfall nicht mehr richtig ausatmen kann. Immer mehr Luft verbleibt in der Lunge, dies führt schließlich zu einer Überblähung und kann langfristig zu chronischem Sauerstoffmangel im Körper führen.

Die beste Behandlung bei Asthma bronchiale gelingt mit Inhalationssprays. Sie haben den Vorteil, dass die Wirkstoffe direkt in die Atemwege gelangen und deshalb schnell helfen können. Bei einem akuten Anfall sind jedoch die Atemwege bereits stark verengt, das Atmen fällt schwer, es kommt weniger Luft in der Lunge an. Daher werden oft Tabletten oder auch Injektionen mit Cortison verabreicht.

Bei allergischem Asthma bronchiale kann auch eine Hyposensibilisierung infrage kommen, bei der das Immunsystem gezielt an den Allergieauslöser gewöhnt wird. Meist dauert diese Therapie mehrere Jahre und erfordert deshalb Ausdauer.

Die Gene der Eltern können mitentscheiden, ob ein Kind an Asthma erkrankt

In Deutschland leiden etwa 10 Prozent aller Kinder unter 15 Jahren an Asthma bronchiale. Die ersten Symptome treten meist ab dem fünften Lebensjahr auf. Das Risiko, an Asthma zu erkranken, kann vererbt werden. Um aber tatsächlich Asthma auszubilden, müssen noch andere Faktoren hinzukommen. Besonders Zigarettenrauch erhöht die Gefahr, dass ein Kind an Asthma bronchiale erkrankt, ebenso das Rauchen der Mutter während der Schwangerschaft.

Auf dem Bauernhof spielen, statt am Computer sitzen

Kinder, die auf einem Bauernhof aufwachsen, scheinen ein erheblich geringeres Risiko zu haben, an Asthma oder einer Allergie zu erkranken. Das ist das Ergebnis mehrerer Studien aus Deutschland, Österreich, der Schweiz, Finnland und Frankreich. Untersucht wurde, inwieweit die Luft auf dem Land und in der Stadt das Risiko beeinflusst, an Asthma oder einer Allergie zu erkranken. Bei den Bauernhofkindern erkrankten 5 Prozent an Asthma, bei den Stadtkindern 10 Prozent.

Den Unterschied, den Stallstaub und Stadtluft bei Asthma ausmachen, führen Forscher auf die Bakterienzusammensetzung in den Kuhställen zurück. Es wird vermutet, dass die im Stallstaub enthaltenen Bakterien über die Schleimhaut der Atemwege die Immunreaktion des Körpers in den Atemwegen beeinflussen und dadurch entscheidend in die Entstehung von Asthma und Allergien eingreifen. Ein Familienurlaub auf dem Bauernhof ist also eine gute Idee.

ÜBUNG 17

Die Morgen-Übung: So fängt der Tag gut an

Wenn der Schleim abgehustet ist, lässt sich es sich besser atmen. Diese Übung hilft dabei:

Stelle dich aufrecht hin und atme tief ein. Dann nur halb ausatmen und dabei räuspern. Meist löst sich dann schon Schleim, den man abhusten kann.

2

Beim Ausatmen der restlichen Luft wieder räuspern, so dass auch der letzte Schleim abgehustet werden kann.

3

Wichtig dabei ist, sich nur leicht zu räuspern und den Schleim nicht schlagartig und nicht mit zu viel Kraft abzuhusten. Diese Technik hilft nicht nur zwischendurch, sondern ist als Jeden-Morgen-Ritual eine gute Wahl, um den Tag zu beginnen. Am besten gleich nach dem Aufstehen, noch vorm Zähneputzen.

Das Risiko, an einer Allergie zu erkranken, ist nicht nur für Kinder auf Bauernhöfen verringert, sondern auch für Kinder, die mit einem Haustier aufwachsen, ob Hund, Meerschweinchen oder Hase.

ALLERGIEN ALS URSACHE EINES ALLERGISCHEN ASTHMA BRONCHIALE

Für die allermeisten Menschen sind Pollen, Milbenkot oder Tierhaare harmlos für das Immunsystem. Bei manchen jedoch führen bestimmte Umweltstoffe zu einer überschießenden Abwehrreaktion, die Symptome reichen unter anderem von einer verstopften Nase, Augenreizungen und Husten bis zu akuter Luftnot. Die Zahl der Menschen, die unter Heuschnupfen durch Pollen oder Gräser leiden, nimmt stetig zu.

In Deutschland leiden 30 Millionen Menschen an einer Allergie, berichtete die National Library of Medicine im November 2020. In Österreich sind es mindestens zwei Millionen Menschen (2021), so die Österreichische Gesellschaft für Allergologie und Immunologie. Tendenz: Seit vielen Jahren steil steigend. Die WHO warnte 2020, dass sich Allergien zu einer Gesundheitsgefährdung mit pandemischen Ausmaßen entwickeln könnten.

Können Allergien vererbt werden?

Ja. Das Risiko, dass bestimmte Substanzen im Immunsystem sofort einen Allergie-Alarm auslösen, kann vererbt werden. Sind Vater und Mutter allergisch auf eine Substanz, liegt das Risiko, dass das gemeinsame Kind ebenfalls Allergiker wird, bei über 50 Prozent. Ist nur ein Elternteil Allergiker, beträgt das Risiko nur noch 20 Prozent. Statistiken zeigen, dass Jungen bis zum 14. Lebensjahr häufiger erkranken als Mädchen. Ab der Pubertät sind Mädchen dann öfter von einer Allergieerkrankung betroffen. Verstärkt wird die Erkrankung durch Zigarettenqualm, dem die Kinder ausgesetzt sind – durch Raucher im Haushalt und durch Rauchen während der Schwangerschaft.

Bei Kindern können sich Allergien wieder abschwächen oder auch ganz verschwinden. Es ist jedoch möglich, dass sie zu einem späteren Lebensalter wieder auftreten können. Über 30 Prozent der Menschen erkranken erst im Laufe ihres Lebens an einer Allergie, am häufigsten an Heuschnupfen.

Allergieauslöser Pollen

Pollenallergiker reagieren auf den Blütenstaub von Pflanzen. In milder Form rufen die Pollen Augen- und Nasenjucken hervor. Es kann aber auch zu einer Schwellung der Nasenschleimhaut, zu Fließschnupfen, zu geröteten, tränenden Augen und Kopfschmerzen kommen. Pollen können auch Asthmabeschwerden auslösen.

Wann Heuschnupfenzeit ist, richtet sich nach der Blütezeit der Pflanzen. Während dieser Zeitraum vor ein paar Jahrzehnten noch relativ konstant war, verändert er sich nun durch den Klimawandel. Die Stiftung Deutscher Polleninformationsdienst geht davon aus, dass allergene Pollen etwa zwei Wochen früher als noch vor 20 Jahren in der Luft unterwegs sind. Im Herbst dauert die Pollensaison dann noch einmal zwei Wochen länger.

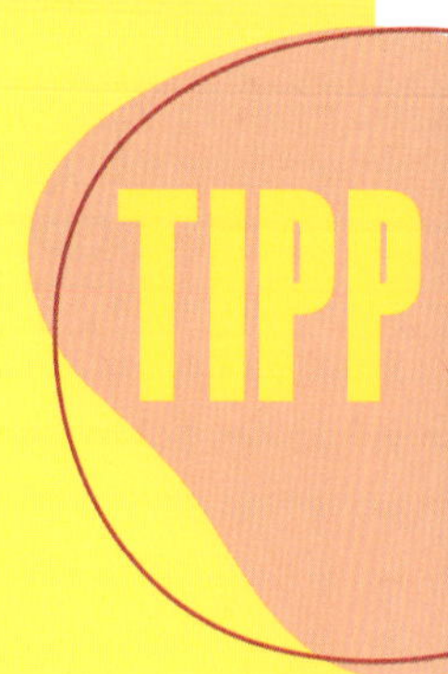

Der Flugplan der Pollen

(Angaben könne je nach Wetterlage und Region schwanken)

JANUAR
Haselstrauch, Erle

FEBRUAR
Haselstrauch, Erle, Pappel, Weide, Esche, Hainbuche, Birke, Eiche

MÄRZ
Haselstrauch, Erle, Pappel, Weide, Esche, Hainbuche, Birke, Eiche, Kiefer, Gräser

APRIL
Haselstrauch, Erle, Pappel, Weide, Esche, Hainbuche, Birke, Buche, Eiche, Kiefer, Gräser, Spitzwegerich, Brennnessel

MAI
Haselstrauch, Erle, Pappel, Weide, Esche, Hainbuche, Birke, Buche, Eiche, Kiefer, Gräser, Spitzwegerich, Roggen, Brennnessel, Beifuß

JUNI
Erle, Esche, Hainbuche, Birke, Buche, Eiche, Kiefer, Gräser, Spitzwegerich, Roggen, Brennnessel, Beifuß

JULI
Birke, Eiche, Kiefer, Gräser, Spitzwegerich, Roggen, Brennnessel, Beifuß, Götterbaum

AUGUST
Birke, Kiefer, Gräser, Spitzwegerich, Roggen, Brennnessel, Beifuß, Götterbaum

SEPTEMBER
Gräser, Spitzwegerich, Roggen, Brennnessel, Beifuß

OKTOBER
Gräser, Spitzwegerich, Brennnessel, Beifuß

NOVEMBER
Gräser, Brennessel

DEZEMBER
Haselstrauch, Erle

Durch den Klimawandel ändert und verlängert sich nicht nur die Blütezeit der Pflanzen, durch ihn und den internationalen Warenverkehr wandern auch neue, zum Teil hochallergene Pflanzen ein. Ein Beispiel ist die Beifuß-Ambrosie, die ursprünglich aus Nordamerika stammt. Sie konnte in Europa Fuß fassen und breitet sich hier immer weiter aus. Die Pollen der Beifuß-Ambrosie zählen zu den stärksten Allergieauslösern und können unter anderem zu starken Atemproblemen und Asthma führen. Die männlichen Pflanzen arbeiten im Akkord: Ein einziger „Beifuß-Ambrosier" produziert zwischen August und September rund eine Milliarde Pollen. Berechnungen zufolge können schon sechs Pollen pro Kubikmeter Luft innerhalb von 24 Stunden bei empfindlichen Personen starke allergische Reaktionen wie Atemnot und Asthmaanfälle auslösen.

Auch die Pollen des aus Asien stammenden Götterbaums stehen im Verdacht, allergische Reaktionen hervorzurufen. Die Medizinische Universität Wien hat den Götterbaum deshalb in seinen Pollenwarndienst-Kalender aufgenommen. Die Blütezeit des Ailanthus altissima dauert von Juli bis August. Der schnellwüchsige Baum hat sich infolge der Klimaerwärmung in den vergangenen Jahren in Europa stark ausgebreitet. Die Universität Innsbruck wies 2020 darauf hin, dass der Kontakt mit der Rinde, den Blättern und dem Saft des Baums eine Allergie aber auch eine Herzmuskelentzündung auslösen kann.

Auch Pilze können allergieauslösend sein, insbesondere bestimmte Schimmelpilze wie die Aspergillus, die sich zum Beispiel in schimmeligem Heu und Stroh oder Laub befinden können und dann die typischen Symptome hervorrufen.

Allergieauslöser Tiere

Hunde, Katzen oder Pferde führen bei etwa 10 Prozent der Bevölkerung zu allergischen Reaktionen. In manchen Fällen ist die Allergie abhängig von der Rasse der Tiere. Die Allergene befinden sich im Speichel und anderen Drüsensekreten und gelangen an Haut, Schuppen und Haare der Tiere. Die Symptome bei Allergikern zeigen sich als Schnupfen, einer verstopften Nase, Bindehautentzündung und Haut- oder Augenjucken. Der Kontakt mit dem Allergen kann auch Asthma auslösen. Verbinden die Allergieauslöser sich mit Staub- und Feinstaubpartikeln, verstärken sich die Symptome. Auch wenn das Tier abgegeben wurde, verbleiben die allergieauslösenden Haare meist noch lange Zeit in der Wohnung.

Milben kann man weder riechen noch hören und erst recht nicht sehen. Die winzig kleinen Hausstaubmilben sind gerade mal 0,1 bis 0,5 Millimeter groß. Doch auch wenn sie nicht quieken, schnurren oder grummeln: Sie sind da – überall in der Wohnung. Allein in einer Matratze können zwei bis zehn Millionen Hausstaubmilben leben.

Die Tiere mögen es warm und feucht. Sie ernähren sich hauptsächlich von unseren Hautschuppen, Schimmelpilzen und Bestandteilen von Mehlprodukten. Von nur einem Gramm menschlicher Schuppen kann eine Kolonie von 1,5 Millionen Milben einen Tag lang leben.

Die Tierchen selbst sind absolut harmlos. Sie stechen und beißen nicht, übertragen keine Krankheiten und sind kein Zeichen mangelnder Hygiene – aber sie können Allergien auslösen. Der Allergieauslöser ist ihr Kot, er sammelt sich im Hausstaub. Wird er dann mit der Luft eingeatmet, löst er bei Allergikern Schnupfen, Niesreiz, Schleimhautschwellungen oder Husten mit Verschleimung aus. In schlimmeren Fällen ist eine Bronchitis oder ein allergischer Asthmaanfall mit akuter Atemnot die Folge.

Wespen, Hummeln, Hornissen und Bienen können uns mit ihren Stichen ganz schön ärgern – oder sogar gefährlich sein. Normale Reaktionen auf einen Wespen- oder Bienenstich sind eine schmerzhafte Rötung und eine Schwellung an der Einstichstelle. Je nach Insektenart, persönlicher Reaktion und Körperstelle kann die Schwellung den Umfang einer Kaffeetasse erreichen. In diesen Fällen hilft ein kühlender Umschlag oder ein paar Tropfen Apfelessig, die man auf die Einstichstelle tupft. Bei einer stärkeren Schwellung hilft eine Salbe mit Antihistaminika. Ist der Stich jedoch in der Kopf- oder Halsgegend, sollte man unbedingt sofort zum Arzt gehen, denn die Schwellung kann die Funktion der Atemwege beeinträchtigen.

Bei einer allergischen Reaktion auf das Gift von Bienen, Wespen und, seltener, Hornissen oder Hummeln treten die Symptome nach einem Stich schon nach wenigen Sekunden bis Minuten auf. Es bilden sich größere Schwellungen, danach kann es auch zu Übelkeit, Atemnot, Blutdruckabfall oder sogar zu Bewusstlosigkeit mit Herz-Kreislauf-Versagen und Atemstillstand kommen. In einem solchen Fall sofort den Notarzt rufen. Das gilt auch für den Fall, dass eine Biene oder Wespe verschluckt wurde – unabhängig davon, ob eine Allergie diagnostiziert ist oder nicht.

TELEFONNUMMER 112

Patientinnen und Patienten, die unter einer Allergie gegen das Gift von Bienen oder Wespen leiden und schon einmal einen schweren Allergieanfall (Anaphylaxie) erlitten haben, sollten die von ihrer Ärztin oder ihrem Arzt verschriebenen Notfallmedikamente immer bei sich tragen. Das gilt ebenso für Menschen mit einer eher seltenen Allergie gegen das Gift von Hummeln und Hornissen. Ob eine Immuntherapie zur Hyposensibilisierung anzuraten ist, können Betroffene nur in Absprache mit ihrem Arzt entscheiden.

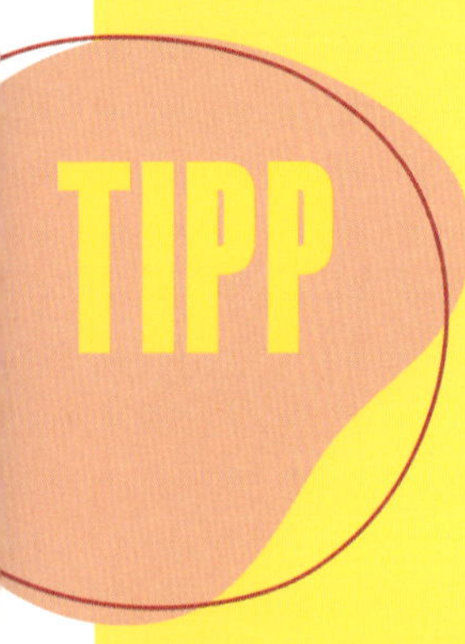

Ganz klar: weniger Milben bedeuten weniger allergieauslösenden Kot in der Wohnung. Also sollte man es ihnen so unbequem wie möglich machen.

WARUM ALLERGIKER EINEN STAUBSAUGER & EINEN STAUBWEDEL BRAUCHEN

Wo es möglich ist, sollte auf Teppiche, Auslegeware, Vorhänge und Kissen verzichtet werden, um Hausstaub zu reduzieren.

Schon beim Kauf darauf achten, dass die Überzüge von Sessel, Sofa und Stühlen abnehm- und waschbar sind.

Kleidung abends im Freien ausschütteln und über Nacht draußen auslüften lassen, ebenso empfiehlt es sich, Kleidung grundsätzlich nicht im Schlafzimmer aufzubewahren.

Täglich staubsaugen, die Böden wischen, Möbel abbürsten und alle Oberflächen wischen.

WAS MILBEN NICHT MÖGEN ...

... wenn es im Schlafzimmer kühl und die Luftfeuchtigkeit gering ist.

... wenn in der Wohnung täglich gründlich gelüftet wird.

... wenn Bettwäsche häufig gewechselt und bei 60 Grad Celsius gewaschen wird.

... wenn Matratzen Überzüge haben, die für sie undurchlässig sind.

... wenn Matratzen gereinigt werden.

... wenn Haustiere nicht ins Schlafzimmer dürfen.

... wenn glatte Böden mindestens alle 2 bis 3 Tage feucht gewischt werden.

... wenn regelmäßig Staub gesaugt wird.

... wenn Kuscheltiere wie Teddys oder Schäfchen 24 Stunden im Gefrierschrank gelegen oder 10 bis 15 Minuten im Wäschetrockner geschwitzt haben.

GRIPPALER INFEKT UND INFLUENZA

Viruserkrankungen wie grippale Infekte und Influenza sind eine akute Infektion der Atemwege. Die Viren werden über kleinste Tröpfchen und Aerosole verbreitet, die beim Niesen, Husten und Sprechen in die Luft gelangen. Befinden sich Menschen in der Nähe, atmen sie die Viren ein und können sich infizieren. Viren setzen sich auch auf Oberflächen fest, sie „wohnen" auf Treppengeländern, Türklinken und Wasserhähnen. Gelangen sie über den Kontakt der Hände in die Schleimhäute von Mund, Nase und Augen, kann das ebenfalls zu Infektionen führen.

Die Symptome bei grippalen Infekten sind individuell unterschiedlich und reichen von Fieber, Luftnot, Husten und Halsschmerzen bis zu allgemeiner Schwäche und Schweißausbrüchen.

Hinter einem grippalen Infekt kann auch der Beginn einer schweren Erkrankung wie der Influenza stecken. Die ersten Anzeichen einer Influenza-Ansteckung zeigen sich schon nach ein bis zwei Tagen und gehen meist mit hohem Fieber einher. Ansteckend ist die Erkrankung vom ersten Tag bis zu circa eine Woche. Es ist also ratsam, bei seinen Mitmenschen auf die ersten Symptome wie Luftnot oder Halsschmerzen zu achten und sich rechtzeitig und lange genug vor einer Ansteckung zu schützen. Influenza tritt meist während der Wintermonate auf, denn so lange es noch nicht in den Körper eingedrungen ist, mag es das Virus kalt und trocken.

Das ABC der Influenzaviren

Bekannt sind die Influenzaviren A, B und C. Die Viren der Klasse A sind die gefährlichsten, sie verursachen Erkrankungen mit oft schweren und auch tödlichen Verläufen. Da B-Viren sich ebenso schnell verbreiten wie A-Viren und ebenfalls zu schweren Krankheitsverläufen führen können, wird gegen beide Virenarten geimpft. Die C-Viren rufen meistens nur harmlose bis mittelschwere Krankheitssymptome hervor.

So ein Virus ist leider ganz schön clever

Während einer Infektion mit einem Virus bildet das Immunsystem spezifische Abwehrmechanismen aus, damit die nächsten Viren schnell erkannt und bekämpft werden können. Leider sind die Viren aber clever und verändern häufig ihr Erbgut. So entstehen Mutanten mit veränderten Eigenschaften, die unser Immunsystem mit den vorhandenen Antikörpern nur begrenzt bekämpfen kann. Um die neuen Mutationen möglichst erfolgreich bekämpfen zu können, werden deshalb die Impfstoffe gegen Influenza jährlich an die veränderten Viren angepasst.

Husten? Fieber? Halsschmerzen? Atembeschwerden?

Bei der Linderung der Symptome helfen schmerzlindernde und fiebersenkende Medikamente, ebenso Hustensäfte und Nasentropfen. Bei einem schweren Verlauf kann ein Krankenhausaufenthalt notwendig sein. Kommt eine bakterielle Infektion hinzu, werden möglicherweise Antibiotika eingesetzt. Eine gezielte Behandlung mit antiviralen Medikamenten, wie sie für andere Viren gut funktioniert, konnte bisher für die Influenza nicht wirksam etabliert werden.

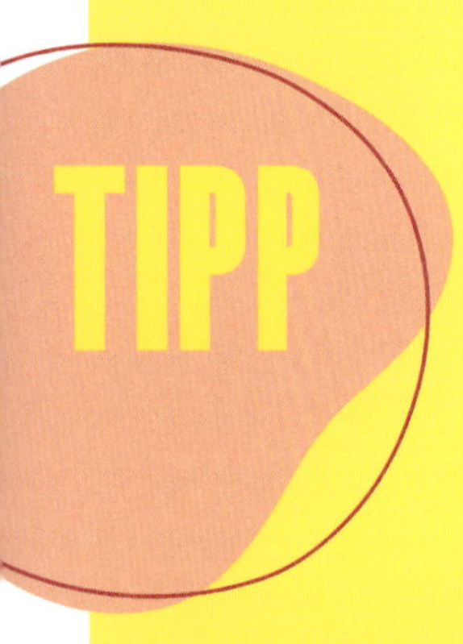

Diese Blüten haben es in sich

BEI GRIPPALEM INFEKT ODER INFLUENZA

Damit sich die Symptome eines grippalen Infekts oder einer Influenza nicht verschlimmern, ist es am besten, gleich bei den ersten Anzeichen die allseits bekannten Hausmittel einzusetzen. Und dazu zählen auch Kräutertees.

LINDENBLÜTEN

Sie wirken schweißtreibend, lösen Schleim und lindern Hustenbeschwerden. Für 1 Tasse Lindenblüten-Tee 2 TL getrocknete Blüten mit 150 ml Wasser überbrühen. 10 Minuten abgedeckt ziehen lassen, dann abseihen. Dreimal täglich 1 Tasse trinken.

HOLUNDERBLÜTEN

Sie wirken schleimlösend, schweißtreibend und regen die Nierentätigkeit an. So können Krankheitserreger schneller ausgeschwemmt werden. Für 1 Tasse Holunderblüten-Tee 2 TL getrocknete Blüten mit 150 ml kochendem Wasser übergießen. 10 Minuten abgedeckt ziehen lassen, dann abseihen. Drei- bis viermal täglich 1 Tasse trinken.

MÄDESÜSSKRAUT

Das Kraut hilft, Entzündungen zu bekämpfen und schmerzende Schleimhautstellen zu heilen. Die Blüten des Mädesüß wirken dabei noch stärker als das Mädesüßkraut.

Für 1 Tasse Tee 2 TL getrocknete Blüten mit 200 ml Wasser überbrühen. 10 Minuten abgedeckt ziehen lassen, dann abseihen. Dreimal täglich 1 Tasse trinken.

BEI ASTHMA

GESUNDER TEE: DIE MISCHUNG MACHT'S

Thymian ist ein kleines Wunderkind: Er entspannt die Bronchialmuskulatur, fördert den Abtransport von Schleim und bekämpft Entzündungen. Nimmt man noch Weißdornkraut hinzu, verdoppelt sich die beruhigende Wirkung. Ein Thymian-Weißdorn-Tee entkrampft und erleichtert die Atmung, dafür 20 g Thymiankraut und 30 g Weißdornkraut vermischen.

Für 1 Tasse Tee 1 TL dieser Mischung mit 200 ml heißem Wasser übergießen. Abgedeckt 10 Minuten ziehen lassen, dann abseihen. Zwei- bis dreimal täglich 1 Tasse trinken.

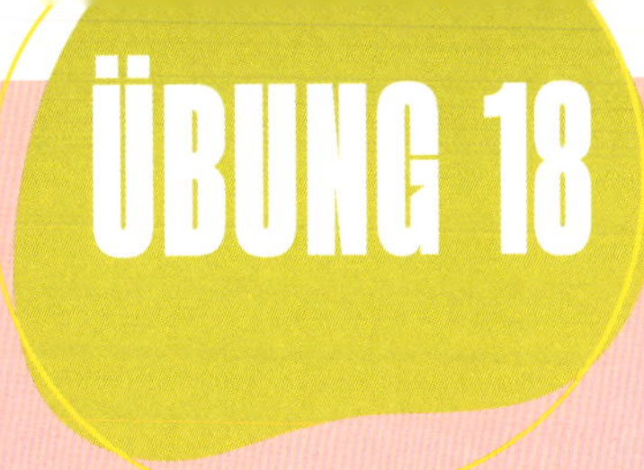

Die Luft anhalten, um wieder Luft zu bekommen

Wer unter einer viralen Erkältung leidet, hat eine verstopfte Nase und bekommt nur schlecht Luft. Dagegen hilft diese Übung:

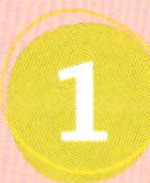

Tief einatmen, dann den Kopf in den Nacken legen, mit den Fingern die Nase zuhalten.

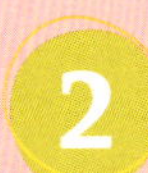

Die Luft anhalten, so lange es geht, aber nicht solange, bis es wehtut. Dann die Nase loslassen und tief ein- und ausatmen.

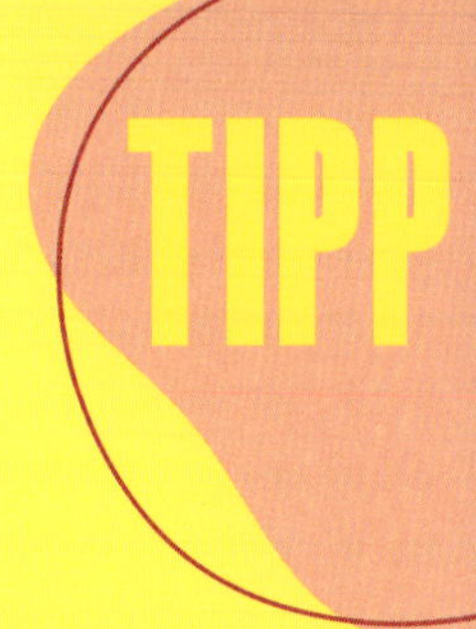

BITTE WEITERSAGEN

Ein guter Rat für Familie, Freunde, Bekannte und Kollegen: Empfehle ihnen eine regelmäßige Impfung gegen Influenza. Diese hilft dem Immunsystem langfristig, einen guten Schutz gegen eine Influenzaerkrankung aufzubauen. Zum Schutz wichtig sind auch diese drei Tipps:

- Augen, Mund und Nase möglichst nicht mit den Händen berühren und die Hände regelmäßig und gründlich waschen.
- Während der Grippezeit möglichst auf Händeschütteln und Umarmen verzichten.
- Abstand von niesenden und hustenden Menschen halten.

Nicht nur an die eigene Gesundheit denken, sondern auch an die der Mitmenschen.

Diese Vorsichtsmaßnahmen sind wichtig, damit man sich nicht ansteckt. Wenn man selbst erkrankt ist, sollte man aber auch seine Mitmenschen vor einer Ansteckung schützen. Das gilt nicht nur für die Familie und liebe Freunde, sondern auch für Kollegen, Nachbarn und alle anderen Menschen in unserer Nähe.

- Den Kontakt mit anderen Menschen vermeiden, vor allem zu Schwangeren, Säuglingen und kleinen Kindern. Und zu allen Menschen mit einem schwachen Immunsystem – zum Beispiel zu Senioren und Asthma- oder COPD-Patienten.
- In die Ellenbeuge husten oder niesen.
- Sich beim Naseputzen von den Mitmenschen abwenden.

CORONAVIREN

Schon immer gab es Coronaviren, die aber nur leichte Atemwegsinfektionen auslösten. Als 2003 die Coronaviren SARS-CoV-1 und MERS- CoV auftraten, zeigten sich bei den Infizierten dann schwere Lungeninfektionen. Inzwischen sind immer mehr Menschen auf der Welt mit dem Virus SARS-CoV-2 infiziert. Das begann 2019: Eine neuartige Lungenkrankheit brach in Wuhan, China, aus. SARS-CoV-2 (Severe Acute Syndome Coronavirus 2 oder Schweres Akutes Respiratorisches Syndrom) breitete sich weltweit aus und führte zu einer Pandemie. In Deutschland wurde der erste Fall im Januar 2020 bekannt. Millionen Menschen auf der ganzen Welt erkrankten an COVID-19 (Corona Virus Inflammatory Desease 2019). Bis Mitte 2022 starben weltweit fast 6,5 Millionen Menschen an COVID-19.

Das Virus wird hauptsächlich durch Aerosole übertragen und kann verschiedene Beschwerden verursachen wie Husten, Fieber, Geruchs- und Geschmacksstörungen sowie Durchfall. Das SARS-Coronavirus kann Atemwegssymptome wie bei einer leichten Erkältung auslösen, aber auch zu schweren Atemwegserkrankungen führen, wie dem akuten respiratorischen Atemwegssyndrom, das eine Lungenentzündung zur Folge haben kann. In besonders schweren Fällen kann es auch zu akutem Lungenversagen kommen.

SARS-CoV-2 befällt zusätzlich die Blut- aber auch die Nervenbahnen, was einerseits zu Gerinnselbildung, aber auch zu Nervenschäden führen kann. Des Weiteren infiziert SARS- CoV-2 auch die Abwehrzellen im Körper, was derzeit als Ursache der ausgeprägten Entzündungsreaktionen im Körper angenommen wird.

Eine spezifische Behandlung von Covid-19 ist zunehmend verfügbar, um die unterschiedlichen Symptome und Funktionseinschränkungen mit Medikamenten und entsprechenden Therapien zu lindern und zu bessern. In schwereren Fällen helfen zusätzlich Medikamente zur Verhinderung von Blutgerinnseln und einer überschießenden Immunreaktionen. Bei einer gleichzeitigen bakteriellen Lungenentzündung helfen Antibiotika. Es kann aber auch die Gabe von Sauerstoff oder sogar eine künstliche Beatmung notwendig sein.

Wie für viele andere Infektionskrankheiten gibt es auch gegen SARS-CoV-2 eine wirksame Impfung, die die Häufigkeit und Schwere der COVID-Erkrankung reduziert und damit die beste Vorsorge ist.

TIPP

Jeden Tag schützen, weil du es dir wert bist

Viele COVID-Infizierte sind bereits während der Inkubationszeit ansteckend, obwohl sie noch keine Symptome zeigen. Folgende Schutzmaßnahmen sind daher besonders wichtig:

- Mindestens 1,5 Meter Abstand halten.
- Auf Hygiene achten.
- Die Hände regelmäßig und sorgfältig waschen. (Man kann es nicht oft genug sagen.)
- Auf Umarmungen und Händeschütteln verzichten.
- In die Armbeuge husten.
- Kontakte reduzieren.
- Das Tragen eines Mund-Nasen-Schutzes, wenn Menschen in einer Gruppe zusammenstehen oder viel Publikumsverkehr herrscht. Das gilt ganz besonders in geschlossenen Räumen.

Die Schutzmaßnahmen empfehlen sich übrigens nicht nur bei COVID. Jede von Viren verursachte Atemwegserkrankung wie Bronchitis, Erkältung oder Grippe kann besonders durch Hygienemaßnahmen wirksam in ihrer Ausbreitung gebremst werden. Besonders in Asien ist das Tragen von Mund-Nasen-Schutz auch bei anderen viralen Atemwegserkrankungen gut etabliert.

DIE POST IST DA!

Mein Immunsystem ist durch die Krebserkrankungen und Therapien stark geschwächt. Deshalb ist es wichtig, dass ich mich mit einer Maske schütze. Aber auch meine Mitmenschen müssen mithelfen, damit ich gesund bleibe. Wenn man dauernd sagt: „Bitte setze doch deine Maske auf", sind die anderen irgendwann genervt.

Professor Reichenberger meinte, ich sei doch Autorin, ich könnte allen eine freundliche Karte schreiben. Dann müsste ich nicht jedes Mal auf das Tragen der Maske hinweisen. Bestimmt würde mir etwas Passendes einfallen. Das tat ich und schrieb an Freunde und Bekannte:

„Liebe XY, das Leben ist zu kurz, um krank zu sein. Wie ihr wisst, bin ich leider krank. Ich möchte aber noch lange leben. Ich möchte euch sehen, mit euch reden, lachen, weinen und vieles mehr. Damit ich das kann, denkt ihr bitte daran, eine Maske zu tragen, wenn wir uns sehen? Danke. Liebe Grüße."

Bis jetzt haben sich alle dran gehalten, keiner hat meine Bitte als Bevormundung empfunden.

CORNELIA EYSSEN

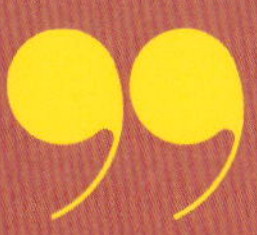

IMPFEN ODER KRANK WERDEN? IMPFEN!

Nachdem Professor Reichenberger mir nach den beiden Lungenoperationen geraten hat, mich auf jeden Fall gegen Pneumokokken impfen zu lassen, war klar, dass ich seinen Rat sofort befolgen würde. Auch mein Mann hat sich impfen lassen. Eine Lungenentzündung will keiner haben. Inzwischen bin ich auch gegen Gürtelrose geimpft, denn Menschen ab 60 sind besonders gefährdet, vor allem, wenn ihr Immunsystem durch eine chronische oder akute Erkrankung geschwächt ist. Bei der Wahl, eine äußerst schmerzhafte Gürtelrose zu bekommen oder sich impfen zu lassen, gibt es doch gar keine Frage. Diesen Rat möchte ich unbedingt weitergeben.

CORNELIA EYSSEN

LUNGENENTZÜNDUNG (PNEUMONIE)

Unter allen Infektionskrankheiten ist in Westeuropa die Pneumonie Todesursache Nummer eins, so das Helmholtz Zentrum München. Patienten mit einer Immunschwäche sind deutlich anfälliger für Bakterien, Viren und Pilze. Bei ihnen ist der Krankheitsverlauf bei einer Lungenentzündung deshalb häufig schwerer, die Symptome dauern länger an und zum ursprünglichen Erreger können weitere hinzukommen.

Zur Gruppe mit erhöhtem Risiko zählen all jene Patienten, die beispielsweise Medikamente zur Unterdrückung des Immunsystems einnehmen oder unter chronisch entzündlichen Darmerkrankungen leiden. In diese Gruppe gehören also alle, die an rheumatischen Erkrankungen, aber zum Beispiel auch an Colitis ulzerosa, Psoriasis oder Multipler Sklerose leiden. Wer unter Infektionskrankheiten wie HIV/AIDS oder Tumor- und Krebserkrankungen leidet, zählt ebenfalls zur Risikogruppe wie auch Kranke unter einer Chemo- oder Tumortherapie.

Bei einer Lungenentzündung zeigen sich zuerst meist Fieber und trockener Husten, nach kurzer Zeit Husten mit Auswurf. Viele Patienten klagen beim Husten über Schmerzen in der Brust, häufig treten auch Schüttelfrost und Atemnot auf. Schwer erkrankte Patienten atmen oft schnell und flach, um die Luftnot auszugleichen, in diesem Stadium kann eine Behandlung im Krankenhaus notwendig werden.

Der Schutz mit nur einem Pieks

Die Ständige Impfkommission (STIKO) empfiehlt allen Menschen über 60 Jahre sowie Patienten mit Diabetes mellitus, Herz-, Nieren-, Lungen- und Lebererkrankungen sich mit einer Impfung gegen Pneumokokken zu schützen. Sie sind die häufigsten Erreger einer Lungenentzündung. Je nach Gesundheitszustand sollte die Impfung gegebenenfalls alle sechs bis zehn Jahre aufgefrischt werden.

Bei einer Pneumonie ist eine schnelle Behandlung mit Antibiotika und antiviralen Medikamenten wichtig. Die Medikamente sorgen dafür, dass die Erreger sich nicht weiterverbreiten können und die Infektion schnell abklingt.

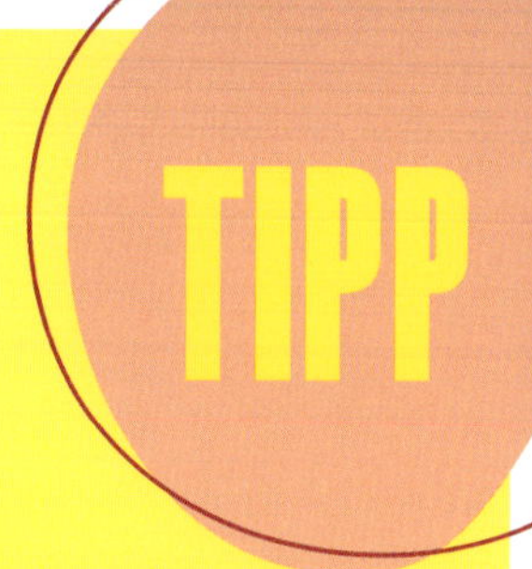

Einfach mal eintauchen, um besser Luft zu bekommen

Ein Salz-Pfefferminz-Bad ist doppelt gut: Es öffnet die Atemwege, damit sich der Schleim leichter abhusten lässt, und hilft so, den Körper mit genügend Luft zu versorgen. Das Salz regt den Stoffwechsel an, stärkt das Immunsystem und die feinen Salz-Aerosole befreien die Atemwege. Das Pfefferminzöl fördert die Durchblutung, wirkt entkrampfend, löst den Schleim und befreit die Bronchien, sodass man besser abhusten und leichter atmen kann. Für ein Vollbad braucht man nur drei Zutaten:
Wasser, 150 Gramm Meersalz und 7 bis 10 Tropfen Pfefferminzöl. Salz und Öl ins 32 bis 34 Grad Celsius warme Badewasser geben.

Für zusätzliche Entspannung: Schließe die Augen und atme langsam und konzentriert durch die Nase ein und aus. Denke dabei an ein Wort, das du magst und das dich innerlich lächeln lässt, wie „Rose“ oder „Kuchen“ oder „Katze“. Am besten sind zweisilbige Begriffe, weil dieser Rhythmus besonders beruhigend wirkt. Du kannst dein Wort-Mantra auch langsam vor dich hinmurmeln.

ÜBUNG 19

So gesund können drei Sekunden sein

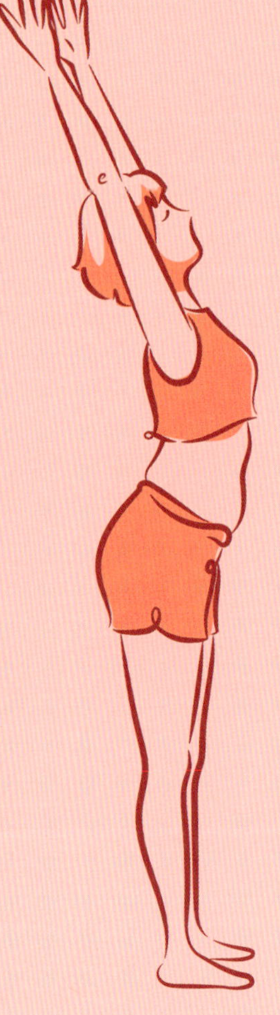

Diese einfache Übung stärkt die Lunge, damit sie vor einer Entzündung oder Infektion besser geschützt ist.

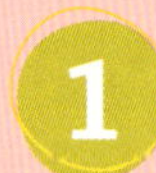

Aufrecht hinstellen, die Füße stehen in Schulterbreite nebeneinander auf dem Boden. Die Arme hängen locker an den Seiten.

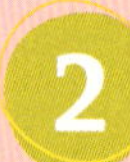

Einatmen und dabei beide Arme so weit wie möglich nach oben strecken. Die Position drei Sekunden halten.

Beim Ausatmen die Arme langsam senken, den Kopf locker nach vorne fallen lassen, die Muskeln entspannen und gut 10 Sekunden entspannen.

Die Übung einmal täglich machen, jeweils fünf bis acht Wiederholungen.

ATEMWEGSERKRANKUNGEN BEI KINDERN

Wenn Kinder eine Lungenentzündung bekommen – was Eltern wissen sollten

Auch Kinder erkranken an Lungenentzündung, sie stecken sich sogar besonders häufig an. Nach einer von UNICEF veröffentlichten Untersuchung starben allein im Jahr 2019 weltweit 800.000 Kinder an einer Lungenentzündung.

Eine Analyse von 2020 geht davon aus, dass in den nächsten zehn Jahren neun Millionen Jungen und Mädchen an einer Lungenentzündung sterben werden. Bei Kindern sind häufig andere Erreger schuld als bei Erwachsenen: So kommen neben Bakterien wie Pneumokokken, Bordetella pertussis (Keuchhusten) und Mykoplasmen auch Viren wie RSV- und Masernviren infrage. Da die Bakterien und Viren in kurzer Zeit von Kind zu Kind wandern können, breitet sich die Pneumonie oft schnell aus.

Husten, hohes Fieber, Schwäche und Apathie – Symptome einer Lungenentzündung bei Kindern.

Die Symptome einer Pneumonie bei Kindern können sich von denen der Erwachsenen unterscheiden. Oft zeigt sich bei Kindern hohes Fieber mit Schüttelfrost, Schwäche und Apathie. Typisch ist auch das schnelle Atmen, bei dem die Nasenflügel bei jedem Atemzug beben. Auch trockener und schmerzhafter Husten tritt auf, der im Verlauf der Krankheit von Schleim begleitet wird. Hinzu können Luftnot, Bauch- und Ohrenschmerzen sowie Übelkeit kommen. Die Kinder sehen blass und krank aus, sie fühlen sich schlapp und müde. In manchen Fällen verläuft eine Lungenentzündung aber ohne diese Symptome, sodass die Erkrankung bei Kindern schwer zu diagnostizieren ist.

Antibiotika, ja oder nein? Es kommt drauf an. Die Behandlung einer kindlichen Lungenentzündung ist abhängig vom Alter des Kindes und von der Stärke der Entzündung. Bei einer leichteren viralen Erkrankung werden Antibiotika nicht eingesetzt. Sie helfen nur gegen Bakterien, aber nicht gegen Viren. Bei einer durch Bakterien ausgelösten Pneumonie ist die Behandlung mit einem Antibiotikum, in schwereren Fällen auch als Infusion, lebenswichtig. Gegebenenfalls ist es erforderlich, auch Flüssigkeit zuzuführen. Unbedingt notwendig sind Bettruhe und die regelmäßige Einnahme der Medikamente.

Gegen Erreger wie Pneumokokken, Masern und Keuchhusten kann erfolgreich geimpft werden. Neben einer Impfung sind körperliche Aktivität und Sport eine gute Vorsorge.

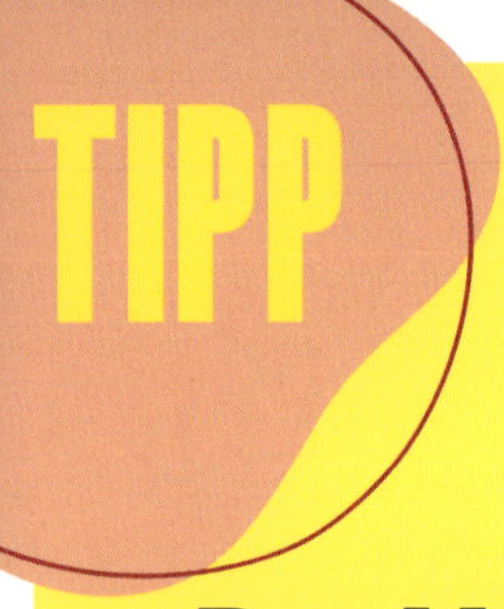

Das Must-have für Eltern kranker Kinder

Husten und Niesen sind die Hauptüberträger von Infektionen der Atemwege, deshalb spielt Hygiene eine wichtige Rolle. Eine Packung Papiertaschentücher sollten Eltern ständig bei sich tragen, damit ihr Kind andere Menschen nicht ansteckt.

Salz ist nicht nur zum Würzen da

Für die Befreiung der unteren Atemwege eignen sich für Kinder Salzinhalationen über einen Vernebler sehr gut. Dabei gelangen über einen Mund- oder Nasenaufsatz feinste Tröpfchen bis tief hinein in die Lungenbläschen und führen zu einer befreiten und gelösten Atmung. Die kleinen Geräte und fertig abgepackte Salzlösungen in verschiedenen Konzentrationen sind in Apotheken erhältlich.

Erkältung und Grippe bei Kindern

Ihr Immunsystem ist noch nicht vollständig ausgebildet, daher ist es anfälliger. Erst im Alter von etwa 16 Jahren gleicht ihr Abwehrmechanismus dem von Erwachsenen.

Besonders häufig treten die sogenannten Winterkrankheiten auf: Erkältung, Nasennebenhöhlenentzündung, Halsweh durch einen geschwollenen Rachen infolge einer Infektion oder entzündeter Stimmbänder, wobei auch die Luftröhre beteiligt sein kann. Das kalte Wetter begünstigt diese Atemwegserkrankungen. Sie werden durch Viren und Bakterien ausgelöst, die hauptsächlich durch Tröpfcheninfektionen übertragen werden. Zwar treten Viren das ganze Jahr über auf, sie überleben im Winter bei niedrigen Temperaturen und trockener Luft jedoch länger als im Sommer bei Wärme und hoher Luftfeuchtigkeit.

Die ersten Anzeichen einer Infektion zeigen sich bei Kindern meist ein bis zwei Tage nach der Ansteckung. Bei der Diagnostik von Atemwegserkrankungen bei Kindern spielen mehrere Faktoren eine wichtige Rolle, zum Beispiel Alter und Größe des Kindes, der psychische und physische Entwicklungsstand sowie die medizinische Anamnese.

Da gerade kleine Kinder ihre Beschwerden meist noch nicht detailliert beschreiben können, sind bei der Diagnose Feingefühl und weitere Untersuchungen je nach Art und Schwere der Symptome sinnvoll. Die häufigsten Erkrankungen bei Kindern sind Erkältung, grippale Infekte sowie Pseudokrupp.

Untersuchungen zeigen, dass Mädchen und Jungen durchschnittlich sechsmal im Jahr an viralen Infektionen der oberen Atemwege erkranken, also an einer Erkältung oder einem grippalen Infekt. Die typischen Symptome sind unter anderem ein entzündeter Rachen, der das Kratzen im Hals verursacht, Husten und eine verstopfte oder laufende Nase. Häufig tritt auch Fieber auf, gelegentlich zeigt sich schnelles Atmen.

Bei einer Erkältung oder Grippe ist Ruhe unerlässlich.

Außerdem sollten die Kinder viel trinken, am besten Mineralwasser ohne Kohlensäure oder Kräutertees. Gegen eine verstopfte oder laufende Nase hilft meist ein Nasenspray, das rezeptfrei in Apotheken angeboten wird. Wenn der Hals oder der Kopf schmerzt oder Fieber auftritt, helfen – nach Rücksprache mit dem Arzt – entsprechende Schmerzmittel aus der Apotheke. Antibiotika werden nur selten und vor allem bei bakteriellen Infektionen eingesetzt.

Soll ich mein Kind impfen lassen? Die WHO ist dafür

Die Weltgesundheitsorganisation empfiehlt eine Impfung gegen Influenza für alle Kinder ab einem Alter von sechs Monaten. Besonders empfohlen wird sie für Kinder mit einer Grunderkrankung wie Asthma, Diabetes und Erkrankungen der Atmungsorgane, des Herz-Kreislauf- und Immunsystems.

Gegen andere gefährliche Virusinfektionen wie das Respiratorische Synzytial-Virus (RS) gibt es noch keine effektive Impfung, jedoch bei schweren Fällen eine effektive Spezialtherapie mit Antikörpern. Bei einer Infektion mit dem Virus sind vor allem die oberen Atemwege, die Luftröhre und die Bronchien betroffen. Zu den typischen Symptomen zählen Husten, Niesen, Halsschmerzen und schnelle Atmung sowie Luftnot. Von einer RSV-Infektion betroffen sind hauptsächlich Säuglinge und Kleinkinder.

Laut einer Untersuchung der DAK infiziert sich fast jedes Kind bis zum Ende des fünften Lebensjahres mit RS-Viren. Die Infektionswelle beginnt normalerweise im November, erreicht im Januar und Februar ihren Höhepunkt und ebbt im April wieder ab.

Pseudokrupp (Kruppsyndrom)

Wichtig ist, zwischen Krupp und Pseudokrupp zu unterscheiden: Der Krupp ist eine durch Diphterie ausgelöste Infektion des Kehlkopfs. Bis zu Beginn des 20. Jahrhunderts handelte es sich um eine gefürchtete Erkrankung. Durch die Entwicklung eines wirksamen Impfstoffs konnte die Ausbreitung von Krupp fast vollständig verhindert werden. In Gegenden mit großen Impflücken tritt Krupp aber auch heute noch auf.

Bei Pseudokrupp ist ebenfalls der Kehlkopf entzündet, Auslöser ist jedoch häufig eine Virusinfektion. Untersuchungen zeigen: Kinder, deren Eltern rauchen, erkranken häufiger an Pseudokrupp als Kinder, die in einem Nichtraucherhaushalt aufwachsen.

Für Säuglinge und Kinder bis zum sechsten Lebensjahr besteht ein erhöhtes Risiko zu erkranken, Pseudokrupp zählt zu den häufigsten Erkrankungen im Kleinkindalter. Bis zum circa sechsten Lebensjahr sind Luftröhre und Kehlkopf so groß, dass die Erkrankung kaum noch auftritt. Jungen erkranken häufiger als Mädchen, übergewichtige Kinder sind öfter betroffen als normalgewichtige.

Die Anfälle treten hauptsächlich im Herbst und Winter und in den Abend- und Nachtstunden auf. Die meisten Pseudokrupp-Attacken äußern sich durch einen bellenden Husten, Heiserkeit und Atem- oder Schluckbeschwerden und laufen ohne Komplikationen ab. Bei manchen Kindern kommt es aber zu einer schweren Atemnot.

**Achtung:
Bei schwerer Atemnot,
wenn das Kind apathisch wirkt
oder die Atemgeräusche auch
in Ruhe laut und pfeifend sind,
sofort den Notarzt rufen.**

Bei einem akuten Anfall von Atemnot auf jeden Fall Ruhe bewahren, auch wenn es schwerfällt. Aufregung überträgt sich auf das Kind, verstärkt seine Unruhe und die Erstickungsängste und verschlimmert die Symptome.

So kannst du helfen: Das Kind hochnehmen oder aufrecht auf einen Stuhl setzen, am besten vor ein geöffnetes Fenster, damit es frische Luft einatmen kann. Kochsalzlösung in einen Inhalator geben und das Kind inhalieren lassen. Alternativ kann das Einatmen der kalten feuchten Luft vor einem offenen Kühlschrank das Husten und die Atemnot lindern.

Hat sich die Atemnot gelegt und das Kind sich beruhigt, sollte es kühles Mineralwasser ohne Kohlensäure oder kalten Tee in kleinen Schlucken trinken. Keine Milch, die kann das Gefühl der Verschleimung hervorrufen, da sich das Milchfett an den Schleimhäuten absetzt.

Wenn sich Symptome nicht bessern, ist ein Arztbesuch unumgänglich. Bei einer zusätzlichen bakteriellen Infektion sind Antibiotika nötig. Die Entzündung kann sich auch ausdehnen auf die Atemwege, das Mittelohr, die Luftröhre oder die Lunge mit Entwicklung einer Lungenentzündung. Gegen die Bakterien Hämophilus influenzae und Diphterie, die beide den Kehlkopf befallen können, werden Impfungen empfohlen.

”

SÜSSES MIT KLEINEN NEBENWIRKUNGEN

Milch ist auch für mich mit meinen Atemwegsbeschwerden ein Problem. Ich trinke gerne kalte Milch, am liebsten süß, mit Zucker. Ich esse gern griechischen Joghurt mit Honig und frischen Früchten. Leider habe ich jedes Mal Schluckbeschwerden, wenn ich Milch trinke oder Joghurt esse. Genauso geht es mir auch mit Pralinen und Schokolade. Von all den leckeren Sachen legt sich ein dicker, fester Schleim auf meine Atemwege und ich kann nur noch schlecht schlucken und schwer luftholen. Professor Reichenberger hat mir mit seiner Warnung vor Milch, Schokolade, Joghurt, Sahne und cremigem Käse weitere Schluck- und Atembeschwerden erspart. Manchmal nehme ich die Schluckbeschwerden aber in Kauf, wenn Pralinen zu verführerisch aussehen.

CORNELIA EYSSEN

SPIELE-SPASS, DER DIE LUNGE UND DAS IMMUNSYSTEM VON KINDERN STÄRKT

Die Lunge trainieren, das Atmen erleichtern, das Zwerchfell und die Zwischenrippenmuskulatur stärken – das hilft Kindern mit Atemproblemen. Entsprechende Übungen beugen Luftnotattacken vor und lindern die Symptome von Erkrankungen, die Atembeschwerden auslösen.

Kinder brauchen Übungen, die auf ihre speziellen Bedürfnisse abgestimmt sind, zum Beispiel solche, die Tiere zum Vorbild haben. Geeignet sind die nachfolgenden Übungen für Kinder ab dem dritten Lebensjahr.

Erwachsene können die Übungen natürlich auch machen, zum Beispiel zusammen mit der Enkelin, dem Neffen und den Kindergartenfreunden des Enkels. Im Sommer kann die ganze Familie im Garten „Zoo“ spielen. Dabei gibt es auf jeden Fall viel zu lachen. Und lachen hilft bekanntlich bei Atembeschwerden, Kopfschmerzen, Traurigkeit und schlechter Laune.

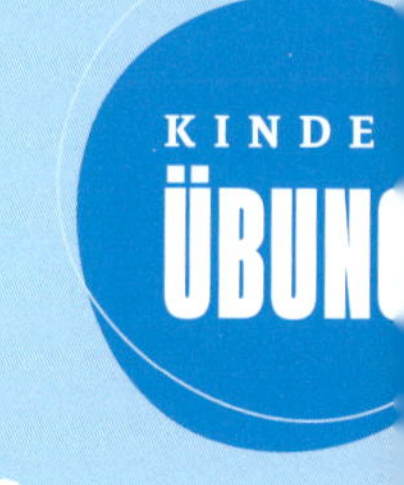

Ich bin eine Möwe

Die Lippen wie den Schnabel einer Möwe nach vorne strecken und pfeifen.

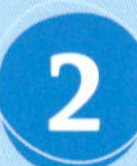

Beide Arme wie Flügel schwingen und dabei einatmen und kräftig auspusten, als würde die Möwe dem Sturm Konkurrenz machen wollen.

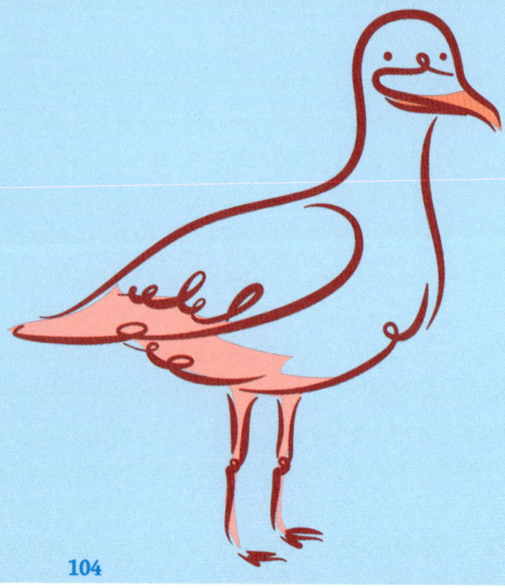

KINDER ÜBUNG

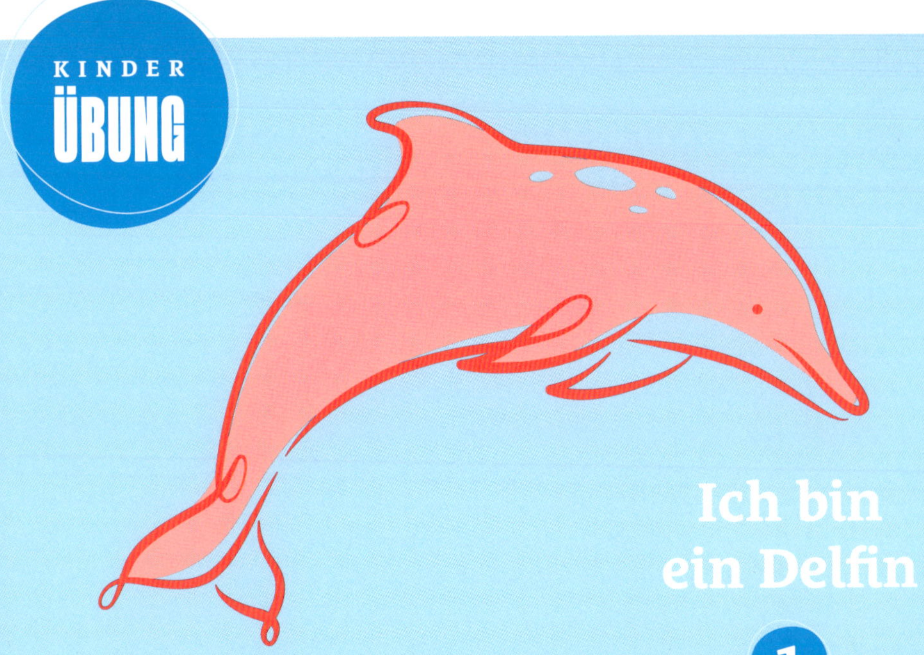

Ich bin ein Delfin

1

Wenn ein Delfin auftaucht, schnaubt er laut. Das kann man ganz leicht nachmachen: in ein Taschentuch schnäuzen und dabei laut schnauben.

2

Ein Delfin kann aus dem Wasser auftauchen und dabei hochspringen. Einfach nachmachen: mit beiden Beinen vom Boden abstoßen und dabei laut „Hooppp" rufen.

Ich bin ein Kugelfisch

1

Der Kugelfisch, der küssen kann: Einen laaaaaaaangen Luftkuss geben, der mit einem kräftigen Schmatzer endet.

2

Blas mich auf: Eine Papiertüte, zum Beispiel vom letzten Brötchenkauf, möglichst ohne Pause aufblasen. Bitte die Tüte nicht kaputtmachen, denn das kleine Kugelfischbaby aus Papier möchte nicht verletzt werden.

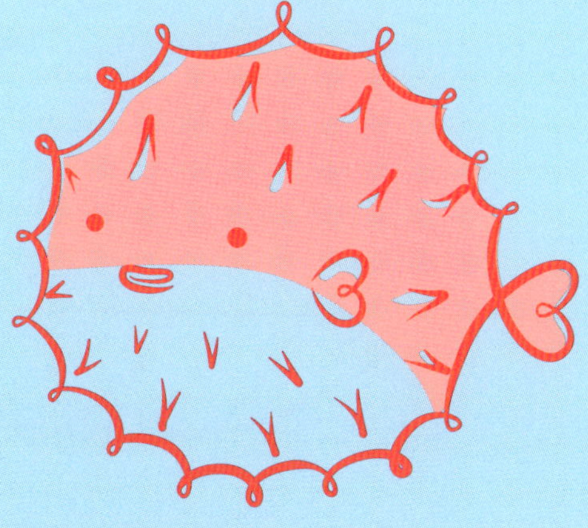

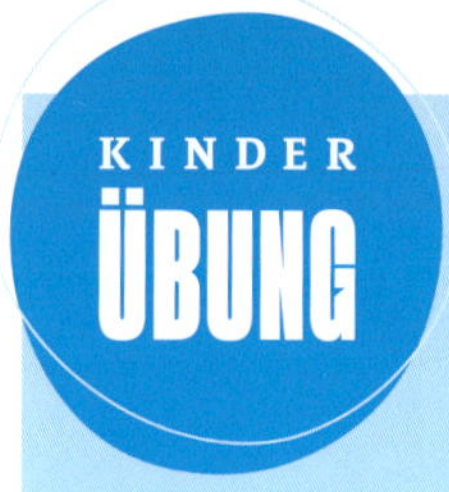

Ich bin ein Wal

Wenn ein Wal ausatmet, bläst er. Aus seinem Blasloch schießt geräuschvoll eine Fontäne. Das geräuschvolle Atmen lässt sich ganz leicht nachmachen: Wasser – oder Saft – geräuschvoll aus einem Unterteller oder einer Schale schlürfen. Der menschliche Wal sollte das Wasser oder den Saft dann allerdings trinken und nicht in einer Fontäne ausspucken.

2

Um wie ein Wal zu singen, braucht man nur drei oder vier verschiedene leere Flaschen. Die Deckel abschrauben und über die Flaschenköpfe blasen, sodass verschiedene Töne entstehen. Hört sich fast so an wie Walgesang.

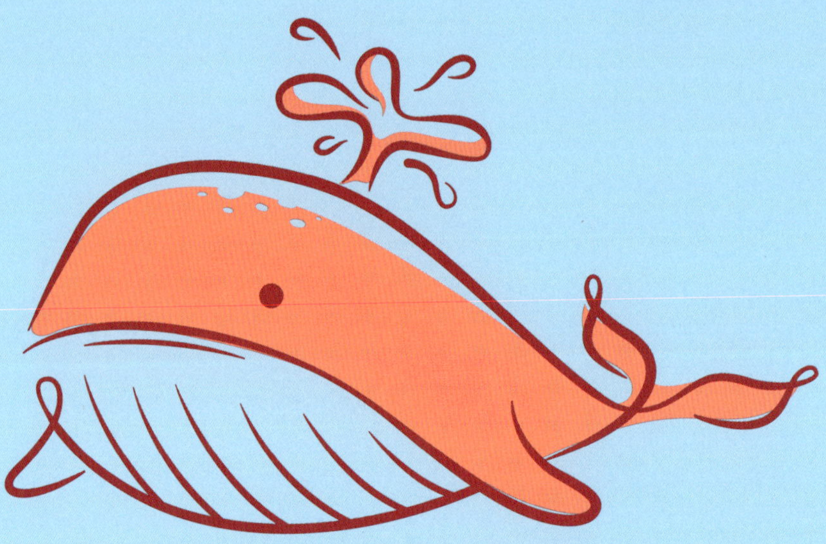

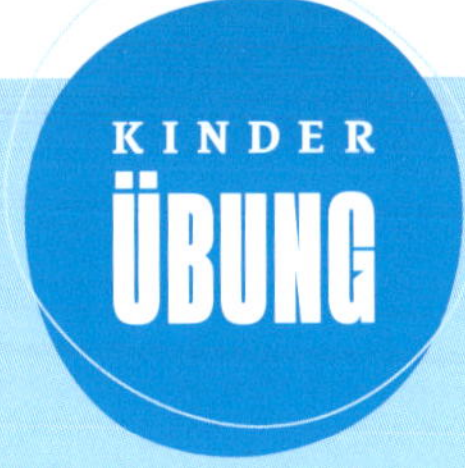

Wie oft sollten die Kinder spielend üben? Damit sie nicht überfordert werden, zwei- oder dreimal die Woche in den „Zoo" gehen. Und jeden Tag einmal eine Tier-Übung mit vier Wiederholungen machen.

Ich bin eine Robbe

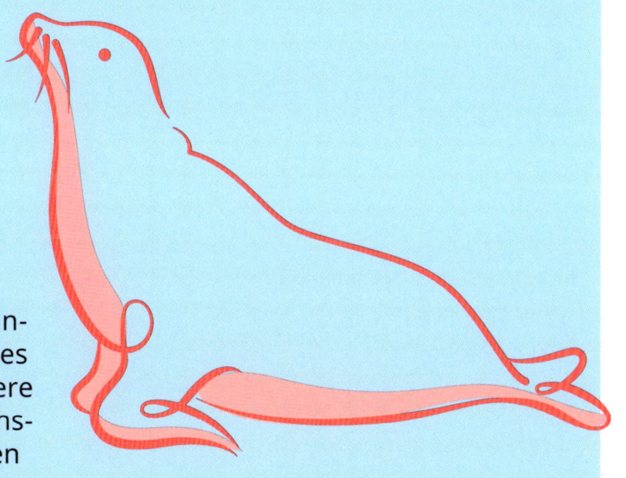

Damit eine Robbenmutter unter Hunderten von kleinen Robben ihr Junges erkennen kann, hat die Natur die Tiere mit einem gut ausgebildeten Geruchssinn ausgestattet. Robben erkennen ihren Nachwuchs an seinem einzigartigen Geruch. Einen besonderen Geruch haben nicht nur Robbenkinder, sondern auch Lebensmittel wie Käse, Zitronen, Erdbeeren, Milch und Küchenkräuter. Die kann man erraten, wenn man die Augen schließt und die Schwester, der beste Freund oder die Oma einem Lebensmittel unter die Nase hält.

2

Es gibt Dinge, die sich eigentlich nicht gehören, zum Beispiel schniefen und die Nase hochziehen. Robben dürfen das immer mal wieder machen. Am besten mehrmals hintereinander und so laut wie möglich.

COPD

Die Chronic obstructive pulmonary disease (COPD) äußert sich in lang anhaltendem Husten, vermehrter Schleimbildung und Luftnot sowie häufigen Infektionen.

Das Risiko, an COPD zu erkranken, erhöht sich massiv durch Rauchen und Inhalieren verschiedener Substanzen: Zigaretten, Zigarillos, Zigarren, vermutlich auch E-Zigaretten, Shisha-Rauch, Haschisch und Marihuana. Auslöser können auch das Einatmen von Feinstaub durch Umweltverschmutzung sein und Rauch von offenen Feuern. Gefährdet sind ebenfalls Menschen, die in Betrieben arbeiten, in denen die gesetzlich vorgeschriebenen Arbeitsschutzmaßnahmen nicht eingehalten werden – sei es durch fehlende Luftfilter oder fehlende Atemschutzmasken. Sehr selten besteht eine genetische Veranlagung für ein Lungenemphysem.

COPD ist nicht heilbar, aber mit verschiedenen Therapieansätzen lassen sich die Beschwerden lindern und das Fortschreiten der Krankheit verlangsamen. Außerdem kann man den häufig auftretenden Begleiterkrankungen vorbeugen, zu denen unter anderem Diabetes mellitus, Osteoporose und Herz-Kreislauf-Erkrankungen gehören.

Der allgemeine Gesundheitszustand der Patienten lässt sich durch eine Ernährungsberatung, eine genaue Tagesplanung und leichten Sport verbessern. Bei der Behandlung von COPD kommen hauptsächlich Medikamente zum Inhalieren zum Einsatz, die die Atemwege erweitern, Atemprobleme mildern und Entzündungen vorbeugen. Für eine erfolgreiche Behandlung sind zusätzlich körperliche Bewegung und Muskeltraining wichtig, ebenso regelmäßige Impfungen gegen Grippe und Pneumokokken sowie Atemphysiotherapie. Immens wichtig ist das Aufgeben des Rauchens in jeglichem Stadium der Erkrankung. Da Rauchen eine zentrale Rolle bei COPD einnimmt, sollten bei der Behandlung auch andere Organe auf Schäden durch Zigarettenrauchen geprüft werden, insbesondere das Herz-Kreislauf-System.

Bei Kurzatmigkeit und Luftnot ist es zuerst einmal wichtig, sich zu beruhigen. Die Übung „Der Kutschersitz“ ist eine bewährte Entspannungstechnik, den Brustkorb zu entlasten und wieder leichter atmen zu können, du findest sie im inneren des Buchumschlags.

ALVEOLITIS

Die „Arbeit“ der Alveolen, so der medizinische Name der Lungenbläschen, besteht darin, den lebenswichtigen Gasaustausch in der Lunge zu garantieren. Das heißt: In den Lungenbläschen wird das Kohlendioxid aus dem Blut in die Ausatemluft abgegeben und gleichzeitig der Sauerstoff aus der Luft in das Blut aufgenommen. So wird der Körper immer mit frischem Sauerstoff versorgt. Bei einer Alveolitis sind die Lungenbläschen entzündet und der Gasaustausch ist eingeschränkt.

Zu den Symptomen einer Alveolitis zählen unter anderem Kurzatmigkeit, die zuerst nur bei körperlicher Belastung auftritt. Im Laufe der Erkrankung nimmt die Kurzatmigkeit zu und zeigt sich auch im Ruhezustand. Die weiteren Symptome sind Müdigkeit und allgemeine körperliche Schwäche. Oft zeigen sich auch Appetitmangel und Gewichtsabnahme.

Es gibt eine Vielzahl von Auslösern einer Alveolitis. Bei einer allergischen Alveolitis tritt die Reaktion auf ein Allergen typischerweise nach etwa zwei bis maximal acht Stunden auf. Die akuten Symptome sind Fieber, Husten und Atemnot, die Anzeichen können aber stark variieren.

Recht häufig sind allergische Reaktionen auf verschiedene Schimmelpilze, die sich zum Beispiel in Teppichböden und im abgestandenen Wasser von Raumluftbefeuchtern befinden, aber auch in Heu und Gras vorkommen. Um eine Erkrankung zu verhindern, sollten Klimaanlagen regelmäßig gewartet und Wasser in Luftbefeuchtern ausgetauscht werden. Auch bei Vogelzüchtern tritt diese Erkrankung auf, die sogenannte Vogelzüchterlunge. Die allergische Reaktion erfolgt über den Staub und den Kot der Tiere, die sich in den Federn der Tiere befinden. Doch auch Federn in Textilien wie in Kleidung und Decken (Bettfedernalveolitis) können eine allergische Reaktion auslösen. Um ein Fortschreiten der Krankheit zu verhindern, empfiehlt es sich dringend, die Tiere abzugeben oder auf Daunendecken und -jacken zu verzichten.

Eine Alveolitis kann auch berufsbedingt auftreten: Landwirte können beispielsweise allergisch auf Schimmelpilze im Heu reagieren, Holzarbeiter auf Holzstaub und Bäcker auf Mehlstaub. Oft lässt es sich nicht vermeiden, den Beruf zu wechseln. Schließlich können auch Rheumaerkrankungen auf die Lungenbläschen übergreifen und die Entzündungen der Lungenbläschen können auch durch Medikamente und durch das Rauchen von Zigaretten oder Shisha hervorgerufen werden.

Aus einer akuten Alveolitis kann sich eine chronische Erkrankung entwickeln, wenn man monate- und jahrelang mit dem Allergen in Kontakt ist, dabei reichen auch kleinste Mengen des Allergens aus. Durch den ständigen Kontakt mit dem Allergen sind die Lungenbläschen ständig entzündet und vernarben mit der Zeit. Das bedeutet, die Alveolen können nicht mehr ausreichend Sauerstoff aufnehmen und die Lunge kann sich nicht mehr genug ausdehnen. Die chronische Alveolitis tritt in Schüben auf und die Symptome sind nicht so stark ausgeprägt wie bei der akuten Form der Erkrankung. In schweren Fällen kann es jedoch zu einer Lungenfibrose kommen.

Manchmal findet sich keine Ursache der Erkrankung, dann spricht man von einer idiopathischen Lungenfibrose („ohne erkennbare Ursache“).

LUNGENKREBS

Rund 57.000 Menschen erkranken in Deutschland jedes Jahr an Lungenkrebs, so das Deutsche Krebsforschungszentrum im Jahre 2021. Bei Frauen ist es nach Brust- und Darmkrebs die dritthäufigste Krebserkrankung, bei Männern nach Prostatakrebs die zweithäufigste.

Die Symptome von Lungenkrebs sind oft nicht eindeutig beziehungsweise können auch auf andere Erkrankungen hinweisen. Zu den Beschwerden zählen zum Beispiel Gewichtsverlust, Husten, der länger als sechs Wochen anhält, Heiserkeit und nächtliches Schwitzen. Es treten aber auch Luftnot auf, Husten mit rot oder braun verfärbtem Auswurf, Knochen- und Brustschmerzen oder ein allgemeines Schwächegefühl. Anhand der Symptome ist es schwierig, Lungenkrebs früh zu erkennen. In vielen Fällen wird er zufällig bei einer Röntgenuntersuchung des Brustkorbs entdeckt.

Laut der Weltgesundheitsorganisation sind 85 Prozent der Todesfälle durch Lungenkrebs in Europa auf Rauchen zurückzuführen. Das gilt nicht nur für Zigaretten, sondern auch für Zigarren- und Pfeifenrauchen.

Das Robert Koch Institut teilte 2018 mit, dass bei mindestens sechs von zehn an Lungenkrebs erkrankten Frauen Rauchen die Ursache der Erkrankung ist. Betrachtet man alle Lungenkrebspatienten ist sogar in neun von zehn Fällen Rauchen die Ursache der Erkrankung. Aber auch Passivrauchen erhöht das Risiko, an Lungenkrebs zu erkranken. Wer raucht, schädigt nicht nur sich selbst, sondern auch seine Mitmenschen.

Neben Rauchern und Passivrauchern können auch Arbeitnehmer gefährdet sein, deren berufliches Umfeld mit Schadstoffen belastet ist. Dazu zählen unter anderem Asbest, Nickel, Chromate, Arsen und radioaktive Strahlung. Auch Patienten mit Vernarbungen der Lunge (Alveolitis, siehe Seite 108) sind gefährdet. Es gibt aber auch genetische Faktoren für die Entstehung von Lungenkrebs.

Die genaue Diagnose der Erkrankung erfolgt anhand des Gewebetyps und der Ausbreitung im Körper mit dem sogenannten TNM-System, um dadurch die passende Therapie zu empfehlen. Für die Diagnose der Ausbreitung im Körper sind neben Röntgenuntersuchungen auch eine Computertomografie (CT), gegebenenfalls in Kombination mit einer Positronen-Emissions-Tomografie (PET) und einer Magnetresonanztomografie (MRT) notwendig.

Am wichtigsten ist es, mit dem Rauchen aufzuhören, je eher, desto besser. Wer Unterstützung braucht, kann sich professionelle Hilfe holen. Zum Beispiel bei seinem Arzt, in Selbsthilfegruppen oder bei der deutschen Bundeszentrale für gesundheitliche Aufklärung (BZgA) unter der Telefonnummer 0800 8 31 31 31. Kostenfrei aus dem deutschen Festnetz.

Zur Bestimmung des Gewebetyps erfolgt eine Gewebeprobe, eine Biopsie, zum Beispiel im Rahmen einer Lungenspiegelung (Bron-

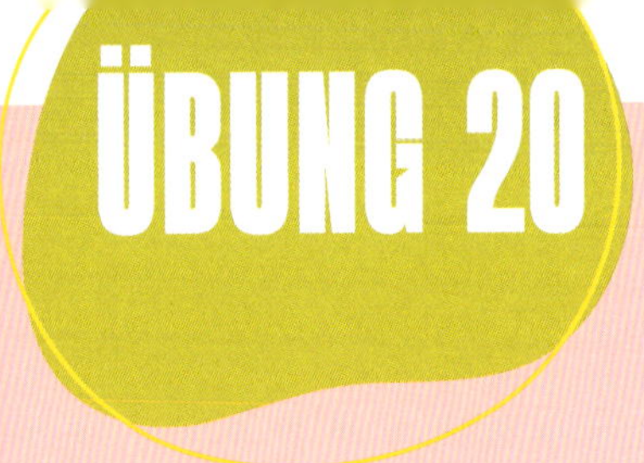

DIE ÜBUNG, ÜBER DIE SICH DEINE LUNGE FREUT:

Ein Halbmond, der ins Wohnzimmer kommt

Diese Übung hilft, den Brustkorb zu weiten, die Muskulatur zu dehnen und der Lunge auf der rechten und linken Seite mehr Platz zu verschaffen.

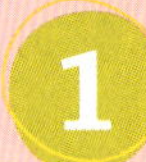

Stelle dich aufrecht hin, die Füße stehen dicht nebeneinander, die Arme hängen locker an den Seiten.

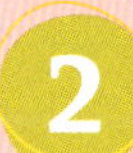

Jetzt einatmen und dabei den Bauch, die Beine und den Po anspannen. Die Arme seitlich über den Kopf heben, die Hände umfassen sich. Das Becken bleibt in der Grundposition.

Ausatmen und dabei die Hüfte etwas nach vorn schieben, den Oberkörper seitlich nach links beugen und mit der linken Hand den rechten Arm so weit wie möglich über den Kopf ziehen. Langsam zurück in die Ausgangsstellung. Dann die Übung mit der anderen Seite durchführen. Fünfmal hintereinander, zweimal täglich.

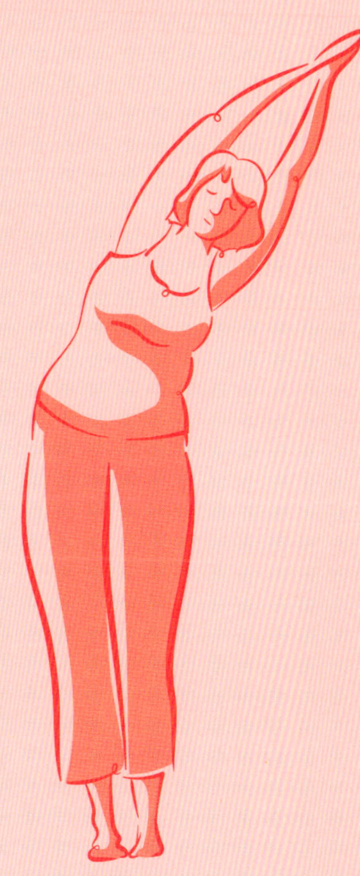

Mache diese Übung nur so oft und so intensiv, wie es dir möglich ist. Höre auf, wenn du irgendwelche Beschwerden spürst. Das gilt für alle Übungen in diesem Buch.

”

IMMER SCHÖN DIE KONTROLLE BEHALTEN

Medizinisch ausgedrückt hatte ich nach dem TNM-System zwei „pT2bN2M0“-Tumore. Das „p“ steht für die Sicherheit der Gewebeprobe (p: pathologisch am Gewebe verifiziert), „T2b“ heißt, der Durchmesser des Tumors betrug vier bis fünf Zentimeter, also etwa so groß wie eine Mandarine. „N2“ erklärt, dass zwei Lymphknoten befallen waren, und zwar direkt am Ende des Hauptbronchus. Das „M0“ ist eine gute Nachricht, denn es steht für „keine Metastasen“. Vom „pT2bN2M0“ hatte ich allerdings gleich zwei, einen Tumor im rechten unteren Lungenlappen und einen im linken oberen. Da jeder ja so groß wie eine Mandarine war, kannst du dir vorstellen, wie klein der Teil meiner Lunge ist, der noch zum Atmen übrig geblieben ist. Ich muss dir nicht erklären, was in mir vorging, als ich hörte, dass ich in diesem fortgeschrittenen Krebsstadium im besten Fall noch sechs Monate zu leben hätte. Die beiden Tumore plus die beiden betroffenen Lungenlappen konnten operativ entfernt werden. Das war meine Rettung. Aber, so die Statistik, möglicherweise nur für einen begrenzten Zeitraum. Denn nur knapp 12 Prozent der Patienten mit Lungenkrebs in meinem Stadium überleben die nächsten fünf Jahre. 88 Prozent sterben vorher. Ich lebe noch und gehe regelmäßig zu den notwendigen Kontrolluntersuchungen zu Professor Reichenberger. Denn ich weiß, wie lebenswichtig es ist, selbst kleinste Veränderungen im Körper rechtzeitig zu erkennen und zu behandeln. Und ich weiß, wie wichtig es ist, mit dem Rauchen aufzuhören. Ich habe lange geraucht. Und Lungenkrebs bekommen.

CORNELIA EYSSEN

choskopie) oder einer Punktion, die durch CT oder Ultraschall gezielt unterstützt wird.

Die Behandlung bei Lungenkrebs beruht auf Operation, Bestrahlung oder Medikamenten, wobei die bisherige Chemotherapie durch neue, zielgerichtete Verfahren deutlich vereinfacht und verbessert wurde.

Die Nachsorge ist ein wichtiges Thema bei Lungenkrebs, um rechtzeitig einen Rückfall (Rezidiv) oder mögliche Begleit- und Folgeerscheinungen zu erkennen.

KURZATMIGKEIT UND DYSPNOE

Man atmet und atmet – und bekommt trotzdem nicht genug Luft. Wann ist man nur kurzatmig und wann krank?

Kurzatmigkeit

Kurzatmigkeit tritt auch bei gesunden Menschen auf, zum Beispiel bei körperlicher Aktivität und in großer Höhe. Die Betroffenen haben das Gefühl, trotz verstärkter Atmung zu wenig Luft zu bekommen. Auch im Ruhezustand des Körpers kann die Atemfrequenz erhöht sein, zum Beispiel wenn man Fieber hat. Oder wenn einem im Alltag in bestimmten Situationen der Atem stockt und man nach Luft schnappt. Der Stress, den wir in solchen und ähnlichen Momenten erleben, ist der häufigste Auslöser von Kurzatmigkeit. Beim Würzen mit Salz sollte man geizig sein. Salz bindet Wasser im Körper, das wiederum kann die Atmung erschweren.

ÜBUNG 21

Eine reizende Entspannung

Der Atemreizgriff ist die einfachste und schnellste Art, die Atmung zu erleichtern und bei akuter Luftnot zu helfen.

So geht's: Mit beiden Händen eine Hautfalte unterhalb der Rippenbögen ergreifen, ruhig einatmen und die Hautfalte dabei etwas vom Körper wegziehen. Beim Ausatmen loslassen.

Die Übung kannst du mehrmals hintereinander wiederholen, bis du dich besser fühlst.

Auf dem Einkaufszettel sollten keine Lebensmittel stehen, die zu Gasbildung im Darm führen. Der Grund: Das Gas drückt von unten gegen das Zwerchfell und dieses wiederum auf die Lunge, die sich nicht mehr ausreichend ausdehnen kann.

Zu den Lebensmitteln, die zur Gasbildung führen, gehören Zwiebeln, Schnittlauch und Knoblauch, alle Kohlgemüse, auch Sauerkraut und natürlich Hülsenfrüchte wie Erbsen, Bohnen und Linsen. Auch kohlensäurehaltige Getränke bilden Gase und können die Atmung erschweren.

Wenn man zur Kurzatmigkeit neigt, kann man mit der Ernährung gegensteuern.

Dyspnoe

Kurzatmigkeit kann auch als eigenständige Problematik auftreten, die Dyspnoe. Der Betroffene empfindet Luftnot, das Gehirn reagiert sofort und steigert die Atemfrequenz, man atmet schneller, deshalb flacher und bekommt in der Folge zu wenig Luft.

Patienten spüren dabei meist ein Brennen in der Lunge und können nur erschwert ein- und ausatmen. Die Angstgefühle, die dabei ausgelöst werden, können so ausgeprägt sein, dass es bis zur Angst vor Ersticken oder zu großer Todesangst kommen kann.

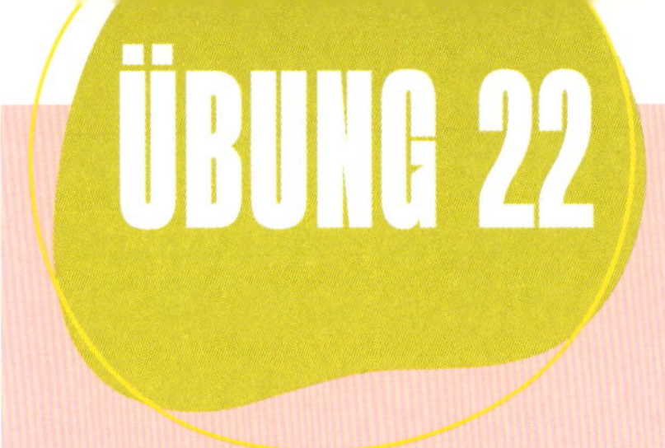

SCHNELLE ALLTAGSÜBUNG:

Die Lippenbremse

Die dosierte Lippenbremse ist ein Atem-Tausendsassa. Sie hilft bei akuter Atemnot und sorgt regelmäßig angewendet dafür, dass die Atemwege trotz chronischer Verengung offen bleiben.

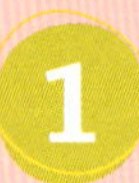

Lege beim Ausatmen die Lippen locker aufeinander, sodass du ein leises, aber stetiges „Pffffhhhh" hörst. Wichtig dabei:

Die Lippen nicht aufeinanderpressen, denn dann verkrampfen sich die Atemwege.

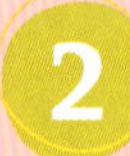

Möglichst langsam ausatmen, so langsam wie möglich. Das verringert die Atemnot und Verkrampfungen lösen sich.

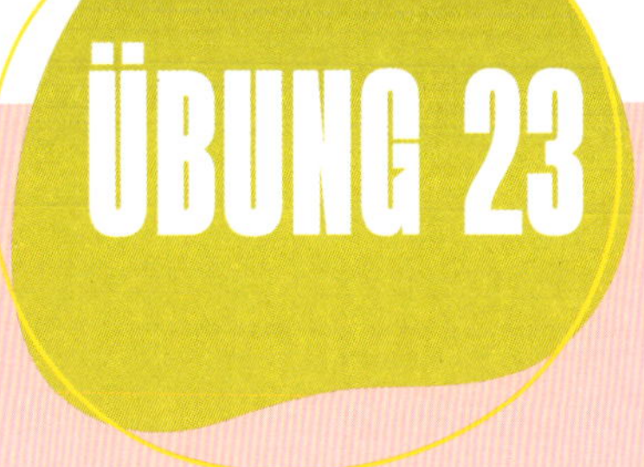

SCHNELLE ALLTAGSÜBUNG:

Das perfekte Duo

Wenn Arme und Bauch sich zusammentun, sind sie gute Helfer bei Luftmangel.

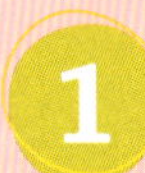

Locker hinstellen, die Füße stehen hüftbreit auseinander. Die Knie sind etwas gebeugt und zeigen leicht nach außen.

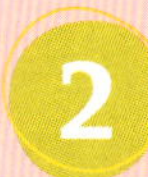

Die Arme mit den Händen auf die Oberschenkel aufstützen und den Oberkörper wie ein Torwart vorbeugen. Dabei sollte der Bauch genügend Platz haben und nicht durch körperbetonte Kleidung eingeengt werden.

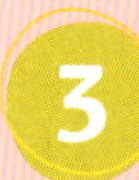

Atme langsam durch die Nase ein und aus. In der Torwartstellung bleiben, bis sich der Atem normalisiert hat.

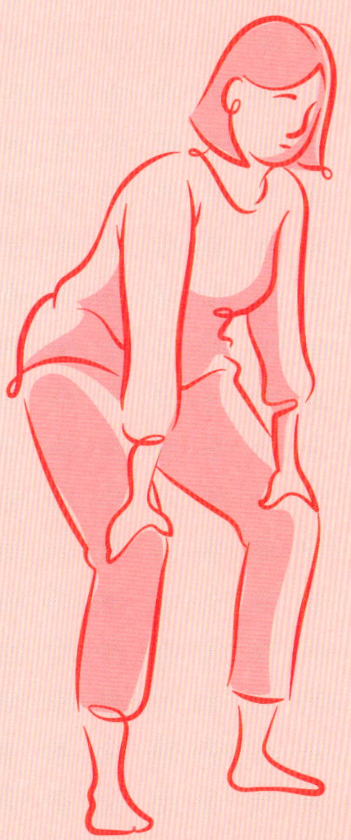

Diese Übung kannst du immer dann anwenden, wenn du unter Kurzatmigkeit leidest.

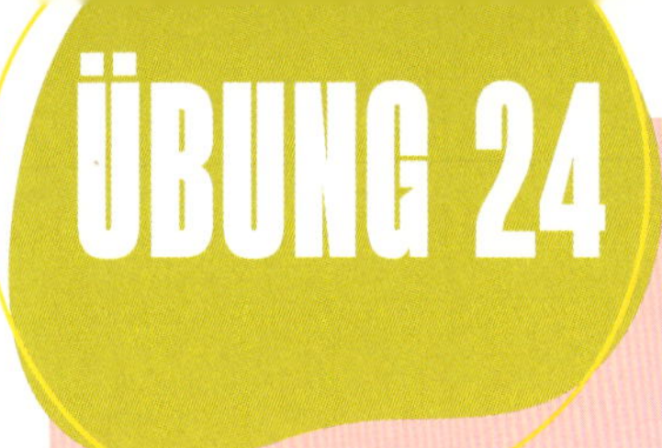

SCHNELLE ALLTAGSÜBUNG:

Auftritt der Katze

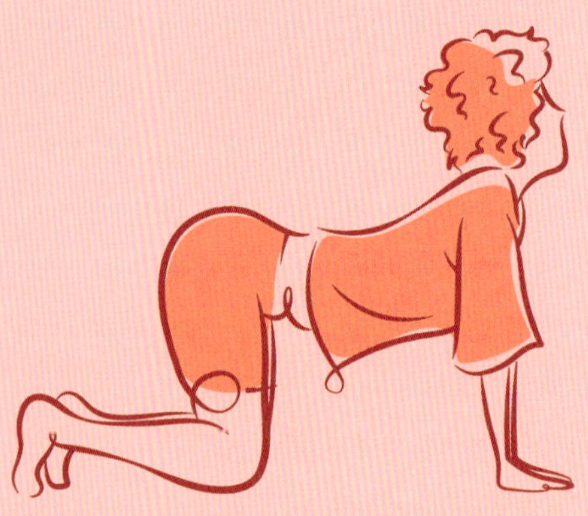

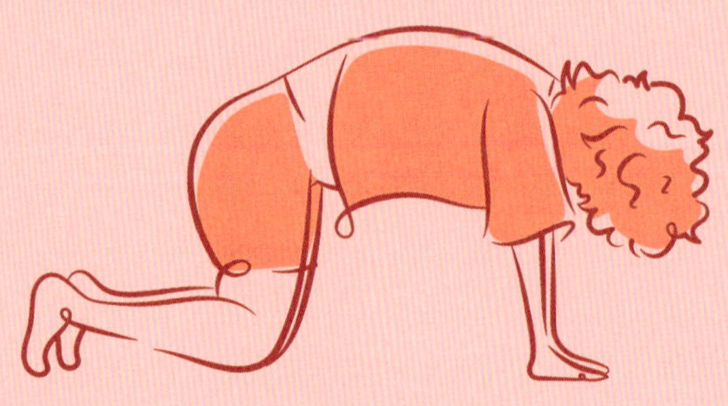

Bei dieser Übung wird das Zwerchfell trainiert, das die Hauptarbeit beim Atmen leistet. Je besser das Zwerchfell arbeitet, umso leichter kann man atmen.

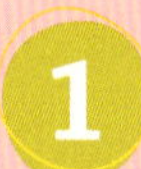

Gehe in den Vierfüßlerstand, stütze dich mit den Händen und Füßen ab. Die Hände befinden sich in Schulterbreite auf dem Boden, die Knie sind in Beckenbreite abgestützt.

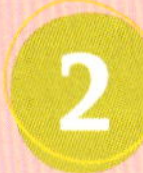

Hebe den Kopf und schiebe den Bauch Richtung Boden, sodass dein Rücken ins Hohlkreuz geht. Deine Körperhaltung erinnert an eine Katze, die gespannt darauf hofft, dass eine Maus vorbeihuscht.

3

Atme durch die Nase ein und runde dabei den Rücken zu einem Katzenbuckel, kräftig ausatmen, das Kinn zur Brust nehmen und den runden Rücken noch mehr nach oben drücken. 3 oder 4 Sekunden die Luft anhalten, zurück in die Ausgangsposition.

Mache 5 oder 6 Sekunden Pause, dann die Übung fünfmal wiederholen.

PUSH-UP ODER NICHT? DAS IST HIER DIE FRAGE

Ich habe dank meines Professors gelernt: Der Täter bei Luftnot ist nicht der Gärtner, sondern oft der BH. Eine gesunde Atmung, bei der der Körper mit ausreichend Luft versorgt wird, hängt auch mit der richtigen Unterwäsche zusammen. Ein Push-up- oder Bügel-BH mit Pads sorgt zwar für einen üppigen Busen, die Bewegungsfreiheit des Oberkörpers wird dadurch aber eingeschränkt. Und natürlich ebenso die Atmung.

Das untere Band des BHs und die Bügel engen den Brustkorb und die Rippen ein. Der Brustkorb kann sich nicht weit genug ausdehnen, um ausreichend Luft aufzunehmen, zusätzlich kann es zu Verspannungen und Druckgefühl im Brustbereich kommen.

Meine Erfahrungen mit Push-up und Pads im BH sind sowieso eher frustrierend: In der Redaktion war damals gerade das Thema Brustvergrößerung aktuell, das Für und Wider. Die Kolleginnen fragten, ob ich nicht über meine Erfahrungen berichten könnte. Ich sei doch perfekt geeignet, um den „Für"-Part zu übernehmen. Ich reagierte empört. Wie kamen sie auf die Idee, dass ich mir einen Silikonbusen basteln lassen würde? Mich operieren lassen würde, um mich von Körbchengröße B auf D oder gar E aufplustern zu lassen? Wie konnten meine Kolleginnen mir nur so etwas zutrauen? Ich war empört und enttäuscht. Bis eine Kollegin auf meinen Busen starrte, dann resigniert auf den Boden schaute und den Kopf schüttelte. Hatte ich einen Fleck auf meiner Bluse? War ein Knopf abgerissen? Nein. Der Busen! Es war mein Busen, der Push-up, den hatte ich an diesem Tag das erste Mal getragen. Es war auch das letzte Mal ...

Was BH mit Pads angeht: Gleich nach der ersten Wäsche waren die Pads so zerknautscht und zusammengedrückt, dass ich allergrößte Mühe hatte, sie herauszufingern. Das Thema ist also in doppelter Hinsicht für mich erledigt.

CORNELIA EYSSEN

HERZ- **& BLUT-** ERKRANKUNGEN

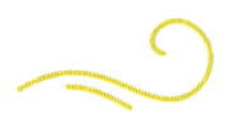

Atemnot, Herzrasen, Schwindel. Was mit uns passiert, wenn Herz oder Blut krank sind

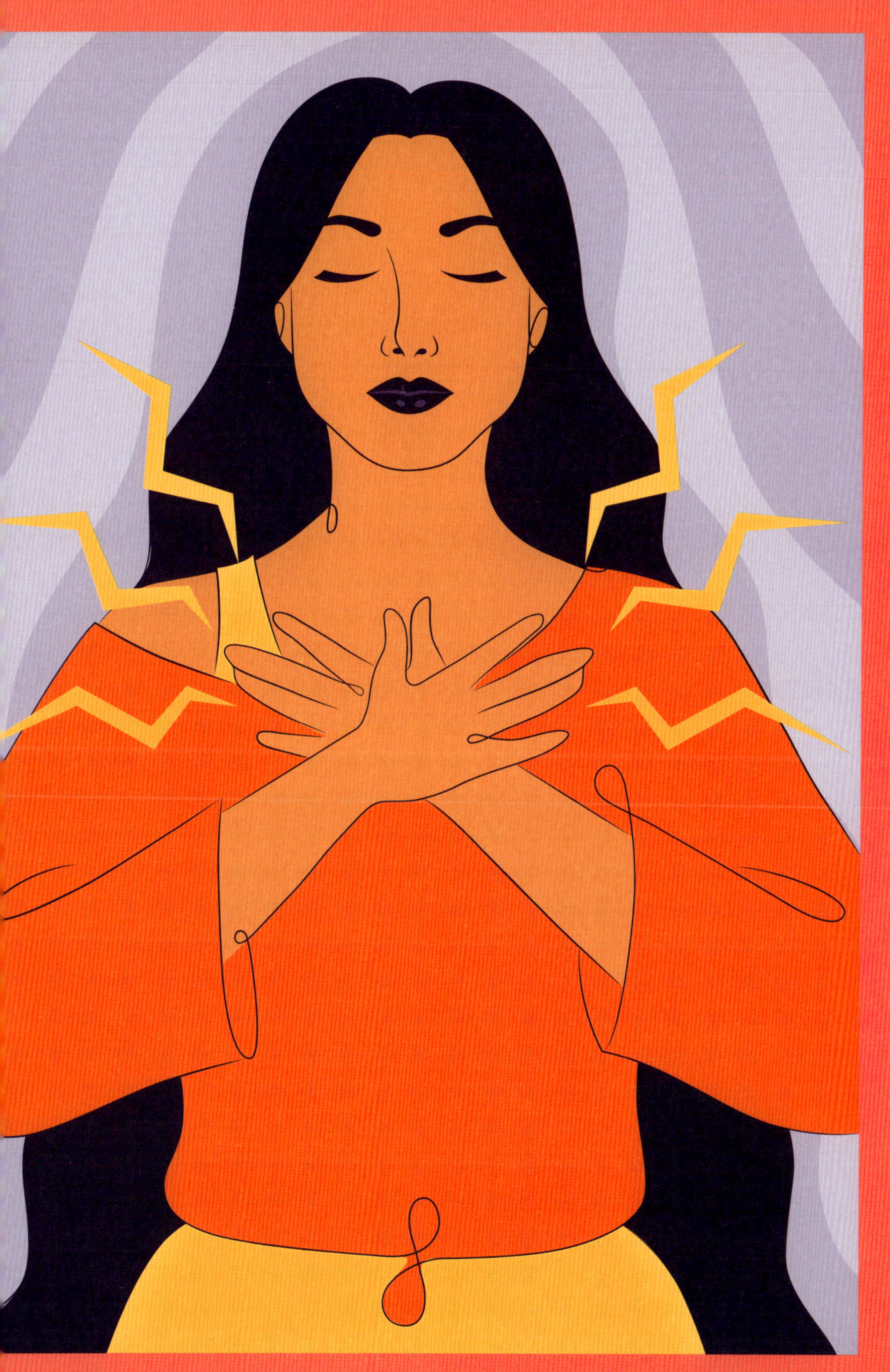

Es ist eigentlich eine ganz einfache Sache: Die Lunge befüllt das Blut mit Sauerstoff und entfernt aus dem Blut das Kohlendioxid. Das mit Sauerstoff angereicherte Blut wird vom Herz in den Körper gepumpt. Deshalb liegen Herz und Lunge auch so dicht nebeneinander. Bei Blut- und Herzerkrankungen wird diese Zusammenarbeit jedoch gestört, unser Körper wird nicht mehr ausreichend mit sauerstoffreichem Blut versorgt – es kommt zu Atemnot. Auch der Schlaf kann durch eine Herzerkrankung gestört sein, unter anderem durch Sauerstoffmangel und einen gestörten Atemrhythmus.

HERZERKRANKUNGEN

Es gibt verschiedene Herzerkrankungen, die mit Atembeschwerden einhergehen. Auslöser kann Bluthochdruck sein, aber auch Durchblutungsstörungen, Herzrhythmusstörungen und Infektionen des Herzens sind möglich. In der Folge kann sich eine Herzschwäche entwickeln, die sogenannte Herzinsuffizienz, die zu noch mehr Luftnot führt.

Koronare Herzkrankheit: Durchblutungsstörungen des Herzens

Die Ursache von Durchblutungsstörungen sind eine Verkalkung und Verengung der Herzgefäße. Ausgelöst wird diese Verkalkung und Verengung unter anderem durch Rauchen, Diabetes, Bluthochdruck, Übergewicht oder erhöhte Blutfettwerte, aber auch durch Bewegungsmangel oder Schlafstörungen. In der Folge wird das Herz nicht mehr so gut durchblutet. Die Minderdurchblutung und die verminderte Sauerstoffzufuhr können zu einer Angina pectoris, zu Herzschwäche oder auch zu einem Herzinfarkt führen.

Arrhythmie: Herzrhythmusstörungen

Der Herzschlag ändert sich ständig. In Ruhe ist er langsam, bei Belastung ist er schnell, manchmal so schnell, dass man ihn regelrecht spürt. Doch ob langsam oder schnell – der Rhythmus bleibt regelmäßig und nur gelegentlich kann mal ein Extraschlag auftreten.

Sollte das Herz jedoch wiederholt zu langsam, zu schnell oder unregelmäßig schlagen und es zu deutlichem Herzstolpern kommen, ist ein Arztbesuch unumgänglich. Das gilt umso mehr, wenn zusätzlich Symptome wie Luftnot oder Brustschmerzen auftreten.

Bei einem zu langsamen Herzschlag wird pro Minute zu wenig Blut in den Kreislauf gepumpt, damit kommt es zu einer geringeren Sauerstoffversorgung. Die Symptome sind Übelkeit, Schwindel, Atemnot, Schweißausbrüche, Müdigkeit, Leistungsschwäche und Benommenheit. Es kann auch zu Stürzen und Ohnmachtsanfällen kommen.

Die Symptome eines zu schnellen Herzschlags sind Herzpochen und -stolpern, Herzrasen und Unruhe. Ebenso treten Atemnot, Brustschmerzen und auch Schwindel auf. Auch hier sind Ohnmachtsanfälle möglich. Diese Beschwerden lösen bei den Betroffenen große Angstgefühle aus.

Bei einem unregelmäßigen Herzschlag haben die Betroffenen häufig das Gefühl, ihr

Herz würde kurz aufhören zu schlagen. Dazu können Atemnot, Angst und Herzschmerzen auftreten. Auslöser können verschiedene Ursachen sein: eine Minderdurchblutung des Herzens, Infektionen oder ein Herzklappenfehler. Ebenso kommen auch Störungen der Schilddrüse infrage, Fieber, Angst sowie Alkohol, Drogen und andere Gifte. Eine Behandlung ist möglich und richtet sich nach der zugrunde liegenden Störung.

Endokarditis: Entzündung der Herzinnenhaut

Eine Entzündung der Herzinnenhaut wird meist durch eine bakterielle Infektion hervorgerufen, die über das Blut in das Herz gelangt. Die Erkrankung zeigt sich unter anderem durch Fieber, Schwäche, Herzstolpern, Gelenkschmerzen, Schüttelfrost, Blässe, Hautblutungen und Atemnot. Häufig sind bei dieser Erkrankung auch die Herzklappen in Mitleidenschaft gezogen. Sie verengen sich oder werden undicht. Zur Therapie einer infektiösen Herzinnenhautentzündung gehören neben einer lang andauernden Antibiotikatherapie Ruhe und körperliche Schonung, manchmal ist auch eine Operation nötig.

Myokarditis: Herzmuskelentzündung

Wie alle anderen Herzerkrankungen ist auch die Myokarditis mit einer zu geringen Blut- und Sauerstoffversorgung des Körpers durch eine Schwäche des Herzmuskels verbunden. Die Folgen sind Kurzatmigkeit, Müdigkeit und Atemnot. Mediziner unterscheiden zwischen einer chronischen und einer akuten Herzmuskelentzündung. Die Ursache der akuten Erkrankung ist eine Infektion durch Bakterien, Pilze oder Viren, zum Beispiel eine COVID-19-Infektion. Es zeigen sich neben Atemnot und Müdigkeit auch Unwohlsein, Fieber und Herzstolpern. Bei der chronischen Herzmuskelentzündung treten zusätzlich Luftnot und Belastungseinschränkungen, häufig auch Schmerzen im Brustkorb auf und es kann im Laufe der Krankheit zu Herzschwäche und Herzrhythmusstörungen kommen.

Bei einer akuten Herzmuskelentzündung ist strikte körperliche Schonung notwendig und eine zielgerichtete Behandlung der zugrunde liegenden Ursache. Bei einer chronischen Myokarditis steht meist die Herzschwäche im Vordergrund. Hier kommen Medikamente zum Einsatz, die die Herzfunktion unterstützen. Bei beiden Formen treten häufig Herzrhythmusstörungen auf, die besonderer Aufmerksamkeit und Behandlung bedürfen.

Perikarditis: Entzündung des Herzbeutels

Der Herzbeutel, das Perikard, umschließt das Herz wie ein Sack, damit es darin in Ruhe und „ungestört“ tätig sein kann. Eine Entzündung des Herzbeutels kann durch Bakterien oder Viren ausgelöst werden, auch hier kann beispielsweise eine Infektion mit COVID-19 die Ursache sein. Aber auch rheumatische Krankheiten, Veränderungen nach einem Herzinfarkt oder einer Myokarditis können zu einer Entzündung des Herzbeutels führen. Häufig kommt es dabei zu Wassereinlagerungen im Herzbeutel. Sie schränken nicht nur die Arbeit des Herzens ein, sondern verändern auch die Durchblutung der Lunge und des ganzen Körpers.

Zu den typischen Anzeichen einer Perikarditis gehören Schmerzen hinter dem Brustbein, Atemnot, vor allem bei körperlicher Belastung, das Gefühl, der Brustkorb sei eingezwängt, Husten, ein schneller Herzschlag und Fieber. Bei der Therapie einer Perikarditis werden insbesondere entzündungshemmende Medikamente eingesetzt, außerdem ist körperliche Ruhe wichtig, damit sich das Herz erholen kann.

Arterielle Hypertonie: Bluthochdruck

Eine Hypertonie erhöht die Herzbelastung und führt unbehandelt zu Brustschmerzen und Kurzatmigkeit. Es kann zu Schädigungen der Blutgefäße, zu Gefäßentzündungen und Herz-Kreislauf-Erkrankungen kommen. Eine weitere Folge kann eine verringerte Versorgung von Nieren, Hirn und Herz sein, sodass sie nur noch eingeschränkt arbeiten können.

Zu den Auslösern von Bluthochdruck zählen Bewegungsmangel, ein zu hoher Salzkonsum, Übergewicht, Rauchen und erhöhter Alkoholkonsum. Die Behandlung mit Medikamenten richtet sich nach dem Alter und eventuellen Vorerkrankungen des Patienten.

Atemnot bei Herzerkrankungen. Was im Notfall wichtig ist

Akute Atemnot, bei der gleichzeitig Brustschmerzen und Übelkeit auftreten, können ein Hinweis auf einen Herzinfarkt sein. Deshalb sollte von Anwesenden sofort der Notarzt gerufen werden.

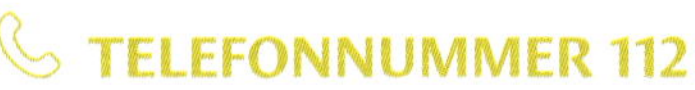

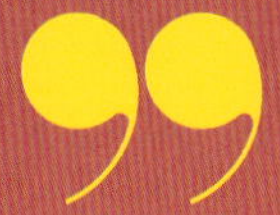

… UND JETZT AUCH NOCH DAS HERZ

Kurzatmigkeit und Atemnot kenne ich gut. Die gehören zu meinem Alltag. Wenn man nur noch eine halbe Lunge hat, macht man sich darüber keine großen Gedanken. Ich habe aber gelernt, dass Kurzatmigkeit und Atemnot trotz Lungenkrebs noch andere Auslöser haben können …

Bei einer der üblichen Kontrollen wirkte Professor Reichenberger bei der Ultraschalluntersuchung des linken Brustkorbs irgendwie unzufrieden. Er führte den Ultraschallkopf noch mal von links nach rechts und von oben nach hinten. Er bestrich den Gerätekopf zum zweiten Mal mit der Glibbermasse und wiederholte die ganze Prozedur. Und abermals ein intensiver Blick auf den Monitor. Ich leide unter einer Herzmuskelhypertrophie, einer Verdickung des Herzmuskels. Die war nur schwer zu erkennen, weil die Narbe der zweiten Lungenoperation die Herzspitze fast komplett verdeckt.

Bei einer Verdickung des Herzmuskels muss das Herz stärker pumpen, weil die Herzwand nicht mehr so elastisch ist. Eine Behandlung mit Betablockern ist notwendig, von denen ich jeden Tag zwei nehmen muss. Ein wirklich guter Arzt schaut lieber zweimal – oder auch dreimal – als einmal zu wenig.

CORNELIA EYSSEN

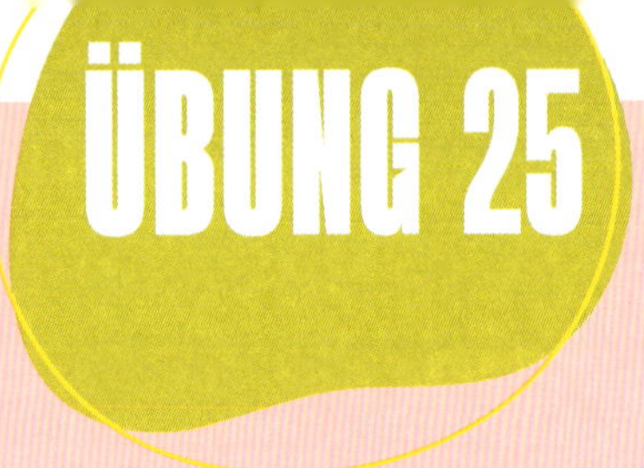

Tor des Bewusstseins

Das „Tor des Bewusstseins“ ist auch das Tor zur Entspannung und einer ruhigen Atmung.

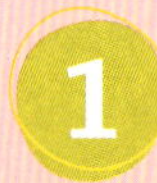

Die Massage des Akupressurpunkts „Herz 7“, dem „Tor des Bewusstseins“, beruhigt das Herz und hilft bei innerer Unruhe. Du findest den Punkt in der Beugefalte des Handgelenks, er lässt sich an der Verlängerung der Sehne des kleinen Fingers ertasten.

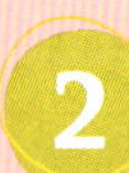

Massiere diesen Punkt im Uhrzeigersinn sanft mit dem Mittel- oder Zeigefinger, abwechselnd am linken und rechten Handgelenk. Die Massage kannst du immer und so lange durchführen, bis es dir besser geht.

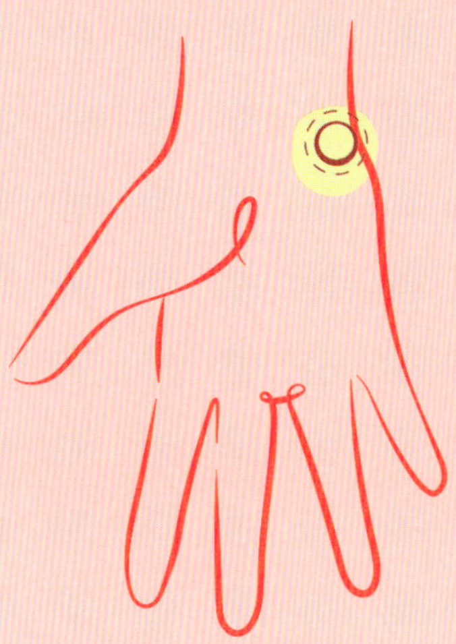

ERKRANKUNGEN DES BLUTES

Blutarmut

Bei dieser Erkrankung ist das Gleichgewicht von Blutbildung und Blutabbau oder Blutverlust gestört. Zu wenig Blut bedeutet zu wenig Hämoglobin, das den Sauerstoff bis in die letzten Zellen des Körpers transportiert. Durch Blutarmut kommt es somit zu Sauerstoffmangel – die Symptome können aber unterschiedlich und mehr oder weniger stark ausgeprägt sein: Atemnot, Erschöpfung, Müdigkeit, Schwäche und Kurzatmigkeit, vor allem unter Belastung, können ebenso auf Blutarmut hinweisen wie Konzentrationsstörungen, Blässe, Schwindel, Herzklopfen und Herzrasen. Die häufigsten Ursachen für Blutarmut sind Blutbildungsstörungen und Blutverlust.

Blutbildungsstörung

Im Knochenmark werden ständig neue rote Blutkörperchen produziert, da alte absterben. Kann nicht ausreichend Nachschub produziert werden, entsteht Blutarmut. Für eine gestörte Blutbildung, die Luftnot zur Folge hat, kann Eisenmangel oder ein Mangel an blutbildenden Vitaminen, wie Vitamin B_{12} oder Folsäure, die Ursache sein. Auch Alkohol kann eine Rolle bei Bluterkrankungen spielen, denn ein zu hoher Alkoholgenuss kann einen Vitamin- und einen Eisenmangel zur Folge haben.

Blutverlust

Der Körper kann auch eine hohe Zahl an roten Blutkörperchen durch eine sichtbare oder unsichtbare Blutung verlieren. Das kann nach einer schweren Verletzung der Fall sein, durch starkes Nasenbluten oder Magen-Darm-Problemen. Auch hier gilt: Zu wenige rote Blutkörperchen führen zu einer Unterversorgung der Organe mit Sauerstoff.

Durch geeignete Lebensmittel kann die Blutbildung unterstützt werden.

Lebensmittel, die besonders viel Eisen enthalten, sind unter anderem: Kürbiskerne, Haferflocken, Weizenkleie, Sesam, Leinsamen, Quinoa, Amaranth, Pistazien, Leber und Hülsenfrüchte, wie zum Beispiel Sojabohnen.

Zu den Lebensmitteln, die viel Vitamin B_{12} enthalten, gehören neben verschiedenen Käsesorten wie Camembert, Emmentaler und Gorgonzola, auch Eier, Rinds- und Kalbsleber, Austern, Hering und Forelle.

Zu den Lebensmitteln, die reich an Folsäure sind, gehören Spinat, Fenchel, Tomaten, Kohl, Gurken, Orangen, Kartoffeln, Sojabohnen, Distelöl, Makrele, Lachs und Pumpernickel.

Medikamente sind bei Blutbildungsstörungen unverzichtbar, welche Arzneimittel notwendig sind, kann nur der behandelnde Arzt entscheiden.

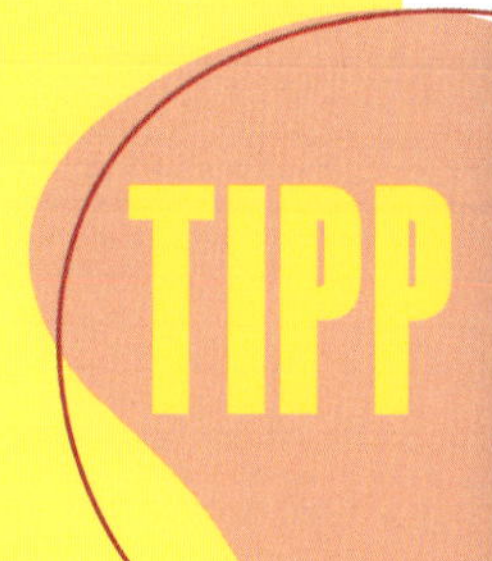

Bitte keine Ausreden mehr. Es ist so einfach, in Bewegung zu bleiben

Öfter gehen: Beim wöchentlichen Großeinkauf lieber zwei- oder dreimal gehen, statt mehrere schwere Tüten auf einmal zu schleppen.

Kleiner Spaziergang: Das Auto stehen lassen, wenn der nächste Supermarkt oder das Blumengeschäft nur einen Spaziergang entfernt ist. Der Spaziergang darf ruhig ein bisschen länger dauern.

Reden im Gehen: Das Gleiche gilt auch für Handys, also Mobiltelefone, mit denen man mobil ist und während eines Telefonats herumlaufen kann, statt gemütlich, aber immobil auf dem Stuhl zu sitzen.

Hoch die Beine: Morgens nicht gleich aus dem Bett springen, sondern vorher im Liegen bewegen, zum Beispiel mit den Beinen eine Runde Rad fahren.

Nachbarschaftstraining: Das tut nicht nur dir gut, du machst damit auch anderen Menschen eine Freude. Für die alte Dame in der Etage über dir kannst du die Supermarkteinkäufe erledigen oder ihre Medikamente von der Apotheke abholen. Der Labrador der alleinerziehenden Mutter im Nachbarhaus geht vielleicht auch gern mit dir spazieren und der Garten hinterm Haus kann nur schöner werden, wenn Unkraut gezupft und die Erde der Beete aufgelockert wird. Danach können neue Blumen gepflanzt werden.

Gehen statt schreiben: E-Mails sind schnell und praktisch, wenn der Kunde beispielsweise in Boston oder auch Bielefeld sein Geschäft hat, aber der Kollege im dritten Stock oder am Ende des Ganges ist durchaus zu Fuß erreichbar.

Stadtsafari: Gehe auf Entdeckungsreise und erkunde zu Fuß oder mit dem Rad neue Stadtteile.

Übungsvideos: Suche im Internet nach Übungsvideos für Gymnastik. Es gibt so eine große Auswahl – da ist bestimmt auch etwas dabei, das dich anspricht und motiviert.

Blutgerinnungsstörungen: Thrombosen, Blutgerinnsel, Lungenembolien

Blutgerinnsel, sogenannte Thromben, entstehen durch kleine Blutklümpchen in den Blutgefäßen. Sie bilden sich häufig in den Beinvenen und im Becken, wenn der Blutfluss verlangsamt oder das Gefäß verletzt ist. Das kann zum Beispiel dann der Fall sein, wenn Menschen lange unbeweglich in einem Bus, in der Bahn oder im Flugzeug gesessen haben. Zur Risikogruppe zählen besonders Raucher und Übergewichtige, aber auch genetische Veranlagungen spielen eine Rolle. Verschließt das Blutgerinnsel ein Blutgefäß ganz oder teilweise, spricht man von einer Thrombose.

Symptome einer Thrombose

In den meisten Fällen äußert sich eine Thrombose durch Spannungsgefühle, Schwellungen oder Schmerzen am Fuß oder in der Wade. Die Beschwerden können sich aber auch am Oberschenkel zeigen, seltener am Arm. Die Beschwerden können im Stehen zunehmen, außerdem kann die Haut rötlich-bläulich gespannt sein.

Symptome einer Lungenembolie

Die Symptome bei einer Lungenembolie reichen von Brustschmerzen und Luftnot bis hin zu Schwindel und Herzrasen. In schweren Fällen kann es zu einem Kreislaufzusammenbruch kommen.

Ausgelöst wird eine Lungenembolie meist durch ein Blutgerinnsel, das mit dem Blutstrom in die Lunge geschwemmt wird und sich dort in den kleinen Blutgefäßen verfängt. Das Gerinnsel blockiert die Blutzirkulation, die Sauerstoffversorgung funktioniert nicht mehr.

Andauernder Bewegungsmangel, Gefäßverletzungen und eine erhöhte Gerinnungsneigung begünstigen die Entstehung einer Lungenembolie.

Diagnose Thrombose oder Lungenembolie. Und dann?

Patienten mit einer Thrombose oder einer Lungenembolie werden mit Medikamenten zur Hemmung der Blutgerinnung behandelt. Dadurch lösen sich die Gerinnsel meist wieder auf.

Nach einer Thrombose werden häufig die Beine gewickelt oder Kompressionsstrümpfe verschrieben, damit das Blut wieder durch die Venen fließen kann und keinen Umweg über die Haut nimmt, wodurch Krampfadern entstehen können.

Bei Verdacht auf eine Lungenembolie sollte sofort der Notarzt verständigt werden.

TELEFONNUMMER 112

Der Kranke sollte bis zum Eintreffen des Rettungsdienstes versuchen, ruhig zu bleiben und sich so wenig wie möglich zu bewegen, denn sonst können sich weitere Blutklümpchen lösen.

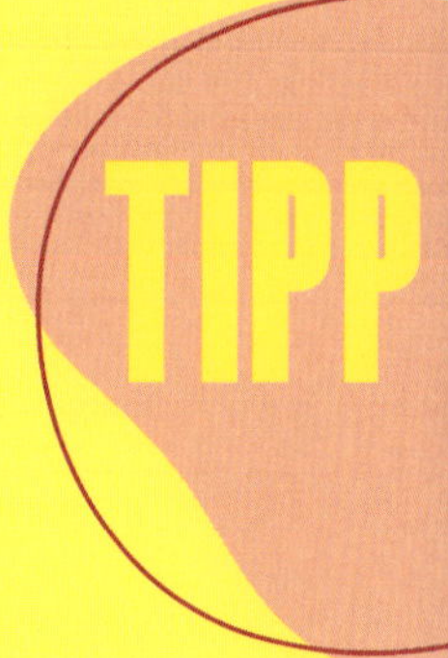

Viermal Lust statt Frust

Mach doch mal, was du willst

Handle selbstbestimmt, nicht fremdbestimmt. Vergiss mal, dass dein Physiotherapeut dir geraten hat, täglich die Übung X, danach Y und anschließend noch fünfmal Übung Z zu machen. Gib lieber selbst mal die Richtung vor: „ICH will die Übung X (Y, Z) machen, ICH entscheide das ganz allein."

Wo ein Wille ist, ist auch Erfolg

Frustriert aufgeben? Nicht im Ernst, oder? Leichter atmen und besser leben geht so: Sich vornehmen, so lange zu üben, bis man es perfekt kann, und sich dann über jeden Fortschritt freuen. Nicht aufgeben, wenn es mal nicht so gut läuft, sondern weitermachen und letztendlich über sich hinauswachsen.

Schluss mit der Sinnsuche

Das, was du tust, hat einen Sinn – nämlich, dass es dir besser geht, dass du gesund wirst, dass du deine Schmerzen linderst und dass du befreiter atmen kannst.

Ehrlich antworten

Frage dich: „Will ich spazieren gehen? Will ich diese Übung machen? Will ich mit dem Rauchen aufhören?" Wenn du mit „Nein" antwortest, musst du dir die Konsequenzen bewusst machen. Du nimmst damit in Kauf, weiterhin selbst bei kleinen Anstrengungen aus der Puste zu kommen.

NOCH EIN LUSTEFFEKT

Nimm die Bezeichnung Fernbedienung beim Wort und platziere sie außer Reichweite. Zum Beispiel die für den Fernseher auf die Kommode auf der anderen Seite des Zimmers oder gleich im Nebenzimmer. Und die Fernbedienung fürs Radio kann in der Küche heimisch werden. Die Lust daran? Es ist allein deine Entscheidung. Du hast dich bewegt und deinem Körper etwas Gutes getan!

CORNELIA EYSSEN

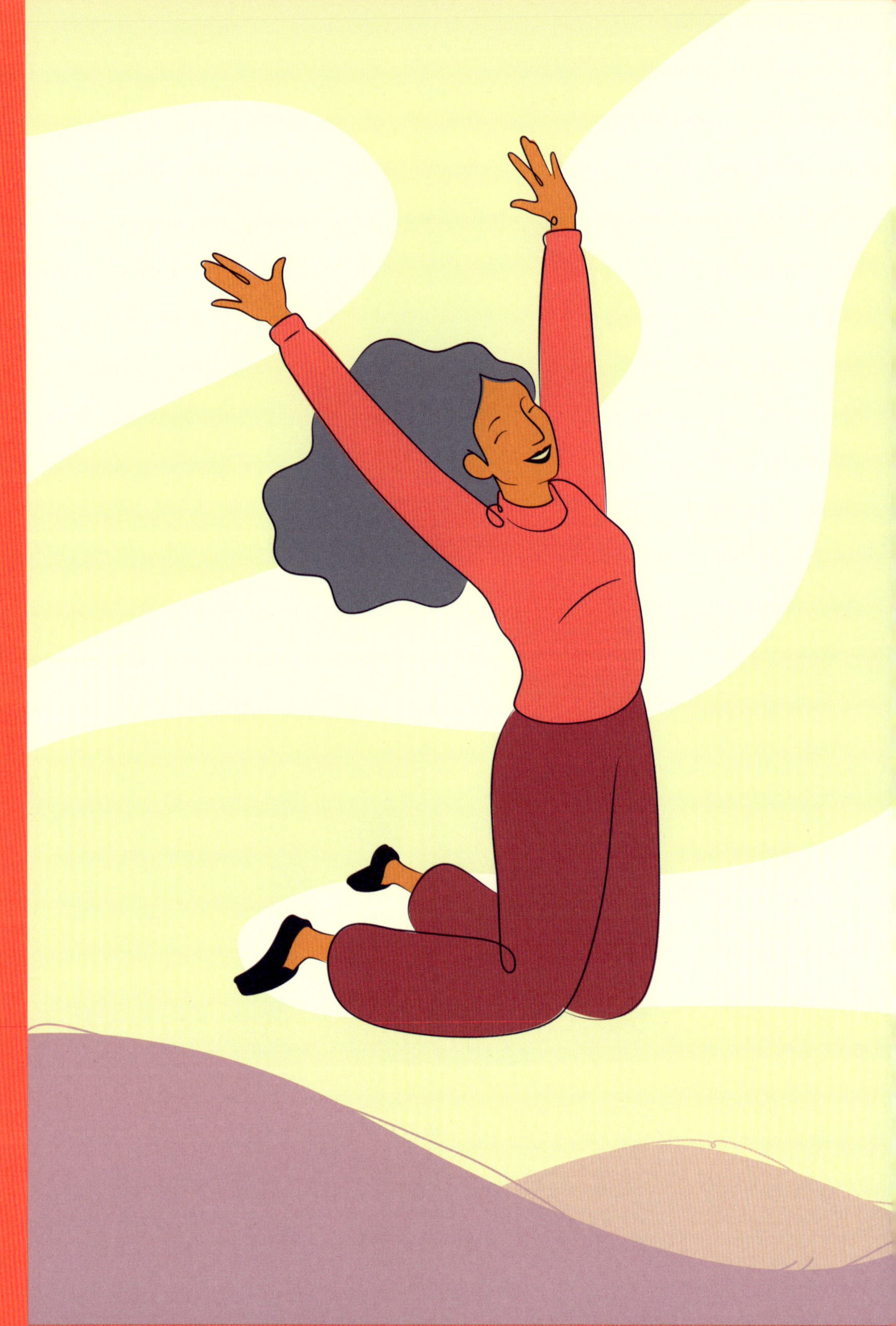

NUTZT DU DEINE **SUPER-KRAFT?**

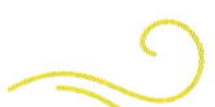

Mache den Test und finde heraus, ob du richtig atmest

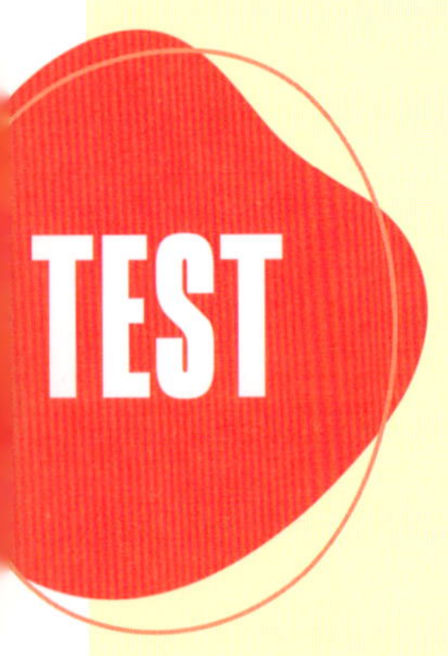

Möglicherweise atmest du nicht gesund und weißt es gar nicht. Vielleicht, weil du noch keine körperlichen Einschränkungen bemerkst oder Kurzatmigkeit nur selten auftritt. Vielleicht hast du aber auch seelische Belastungen nicht mit einer Fehlatmung in Verbindung gebracht.

Mit diesem Test findest du heraus, ob du deine Superkraft wirklich nutzt. Und der Test hilft nicht nur dir. Du kannst ihn auch mit Menschen machen, denen du bei Atemproblemen oder anderen Leiden helfen möchtest.

Setze dich bitte aufrecht auf einen Stuhl. Die Füße stehen nebeneinander auf dem Boden, lege eine Hand auf den Brustkorb. Wenn du ein- und wieder ausatmest, hebt und senkt sich dabei der Brustkorb?

○ Ja  Nein

Die richtige Antwort ist „Ja". Der Brustkorb sollte sich beim Atmen spürbar bewegen, damit sich die Lunge ausdehnen kann.

2

Ziehst du beim Einatmen den Brustkorb senkrecht nach oben und hilfst mit den Schultern nach?

○ Ja ○ Nein

„Nein" ist richtig. Beim Einatmen sollte sich der Brustkorb nach vorn bewegen und nicht mit den Halsmuskeln nach oben gezogen werden. Bei dieser Hochatmung kann sich die Lunge nicht nach unten, zum Rücken hin oder im Brustkorb ausdehnen.

3

Lege die Hand auf den Bauch und atme ganz in Ruhe ein und aus. Wölbt sich der Bauch beim Einatmen nach außen oder nach innen?

○ Nach außen  Nach innen

„Nach außen" ist richtig. Beim Einatmen sollte sich der Bauch nach außen wölben. Bei jedem Einatmen wird die Lunge ausgedehnt, damit sie genügend Luft aufnehmen kann. Sie braucht also Platz, den verschaffen ihr das Zwerchfell und die Rippenmuskulatur – sie drücken den Bauch nach außen.

Wölbt sich der Bauch beim Ausatmen nach außen oder nach innen?

○ Nach außen ○ Nach innen

Die richtige Antwort ist „Nach innen". Beim Ausatmen pressen Zwerchfell und Rippenmuskulatur die Lunge zusammen, sodass die Luft ausgeatmet werden kann.

Lege deine Hände auf den Brustkorb, am unteren Teil der Rippen, sodass der kleine Finger knapp unter der letzten Rippe ruht. Atme ganz normal. Spürst du, dass deine Rippen sich bewegen?

○ Ja ○ Nein

„Ja" ist die richtige Antwort. Die Rippen schieben sich zur Seite, damit die Lunge sich beim Einatmen vergrößern und mehr Luft aufnehmen und weiterleiten kann.

Zünde fünf Kerzen an, die im Abstand von etwa 15 Zentimetern nebeneinanderstehen, und lasse sie eine Minute brennen. Sie sind alle etwa 20 Zentimeter von dir entfernt. Hole zwei- oder dreimal tief Luft und blase die erste Kerze aus. Schaffst du es, vergrößere den Abstand zwischen dir und der nächsten Kerze um zehn Zentimeter. Und mache es bis zur letzten Kerze so weiter. Bis zu welchem Abstand kannst du die Kerze noch auspusten?

a) 20 Zentimeter, gut eine Handbreit.
b) 30 Zentimeter, knapp bis zum Ellbogen.
c) 60 Zentimeter, eine Armlänge.

Antwort „c" ist wünschenswert, wenn es weniger ist, kann das auf eine Fehlatmung oder ein Atemwegsleiden hinweisen. Ob ein Lungenfunktionstest erforderlich ist, kann nur ein Arzt entscheiden.

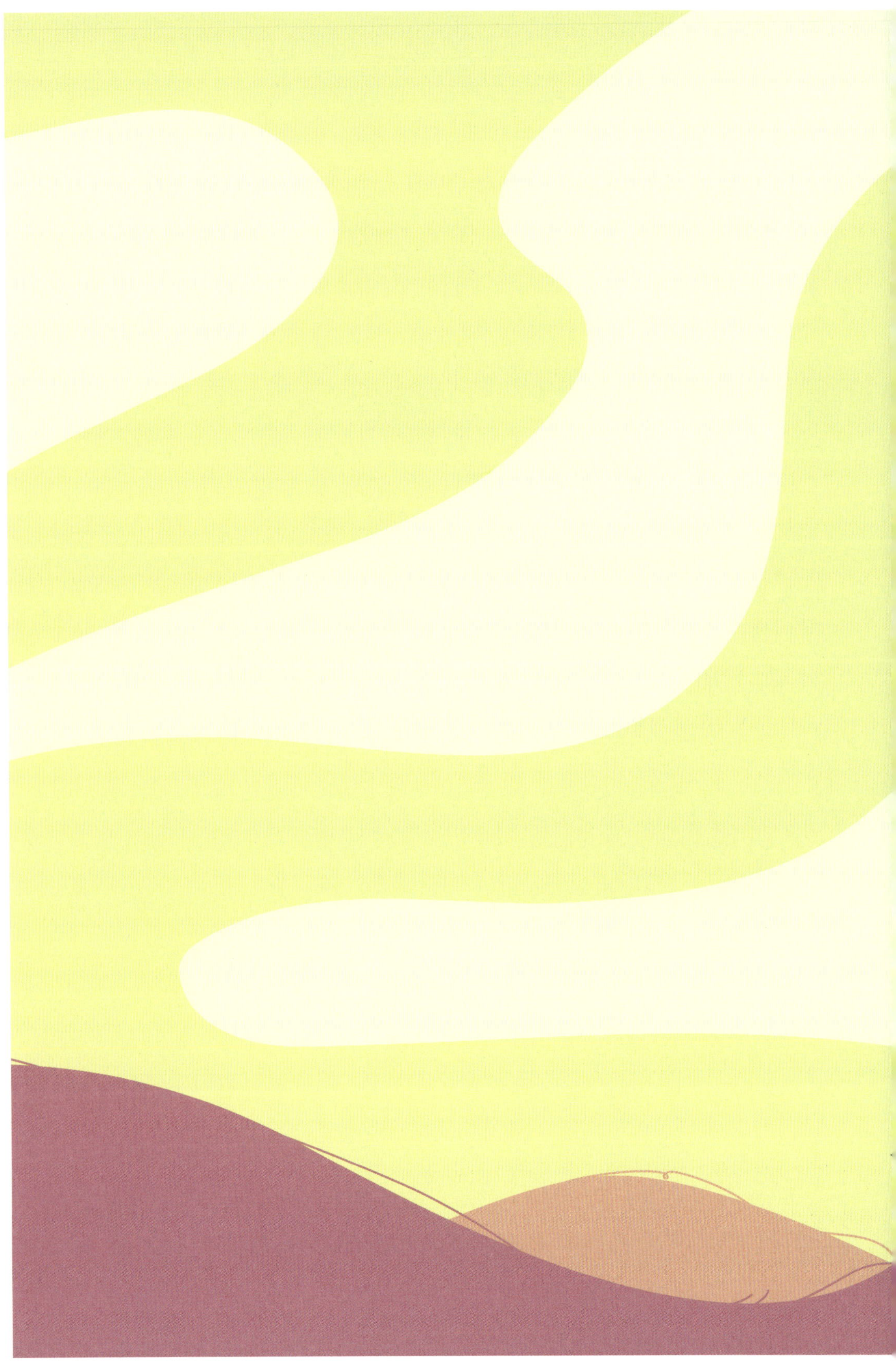

DU BIST VERSPANNT? HAST KOPFWEH? ODER EINE FIESE GRIPPE?

Hier findest du alle Übungen und Tipps, um konkrete Beschwerden zu bekämpfen – oder einfach für eine entspannte Atmung zu sorgen!

Bewegung ist eigentlich ganz leicht

Entspann dich mal – Verspannungen und Schmerzen lösen

Kopfweh war gestern

Mit und für Kinder

Müdigkeit Ade! – Energiekicks

Natürlich besser – so können Pflanzen helfen!

Stress und Angst hinter dir lassen

Vorsorge für dich und andere

Wenn das Atmen dich einschränkt

ÜBUNGEN – SUPERKRAFT ATMEN

Hier findest du alle Übungen

TIPPS – SUPERKRAFT ATMEN

REGISTER

Du suchst einen bestimmten Begriff? Eine konkrete Krankheit? Ein Kraut, dessen Tee dir hilft? Das findest du hier

ADRESSEN FÜR WEITERFÜHRENDE INFORMATIONEN

COPD Deutschland e. V.
www.copd-deutschland.de

Deutsche Atemwegsliga e. V.
www.atemwegsliga.de

Deutsche Gesellschaft für Pneumologie
www.pneumologie.de

Deutscher Allergie- und Asthmabund
www.daab.de

Elf European Lung Foundation
www.europeanlung.org

Gernfit – Gesundheit – Ernährung – Fitness
www.gesundheit-ernaehrung-fitness.de

Gesundheitsinformation.de
www.gesundheitsinformation.de

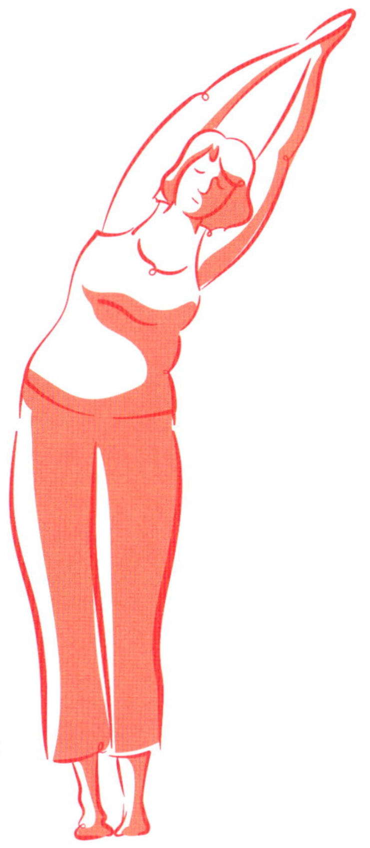

LUNGENÄRZTE IM NETZ

www.lungenaerzte-im-netz.de

Lungenfibrose e. V.
www.lungenfibrose.de

Lungeninformationsdienst
www.lungeninformationsdienst.de

Robert Koch Institut
www.rki.de

Stiftung Starke Lunge
www.starkelunge.de

NATMEN AUSATMEN EINATME
USATMEN EINATMEN AUSATME
NATMEN AUSATMEN EINATME
USATMEN EINATMEN AUSATME
NATMEN AUSATMEN EINATME
USATMEN EINATMEN AUSATME
NATMEN AUSATMEN EINATME
USATMEN EINATMEN AUSATME
NATMEN AUSATMEN EINATME
USATMEN EINATMEN AUSATME
NATMEN AUSATMEN EINATME
USATMEN EINATMEN AUSATME
NATMEN AUSATMEN EINATME

INATMEN AUSATMEN EINATM
USATMEN EINATMEN AUSATM
INATMEN AUSATMEN EINATM
USATMEN EINATMEN AUSATM
INATMEN AUSATMEN EINATM
USATMEN EINATMEN AUSATM
INATMEN AUSATMEN EINATM
USATMEN EINATMEN AUSATM
INATMEN AUSATMEN EINATM
USATMEN EINATMEN AUSATM
INATMEN AUSATMEN EINATM
USATMEN EINATMEN AUSATM
INATMEN AUSATMEN EINATM

LIEBE LESERIN, LIEBER LESER,

es würde uns freuen, wenn unser Wunsch in Erfüllung geht und du leichter und freier atmen kannst. Du weißt nun, dass die Ursache vieler Beschwerden und Schmerzen Fehlatmungen sein können, und wir hoffen, dass unser Buch dir hilft, Schmerzen zu lindern und gesund, länger und auch glücklicher zu leben.

Mit den besten Wünschen

Cornelia Eyssen

Professor Dr. Frank Reichenberger

Dieses Buch kann nicht den Arzt ersetzen. Suchen Sie bei unklaren oder heftigen Beschwerden unbedingt einen Arzt auf. Ebenso, wenn die Beschwerden über einen längeren Zeitraum anhalten.

Alle Inhalte und Hinweise in diesem Buch wurden von den Autoren nach bestem Wissen und größtmöglicher Sorgfalt erstellt und geprüft. Weder Autoren noch Verlag bzw. seine Beauftragten können für eventuelle Schäden oder Nachteile, die aus den im Buch gegebenen Tipps und Übungen resultieren, eine Haftung übernehmen.

Physio- und atemtherapeutische Beratung: Annette Schiffer, Praxis für Physio- und Sportphysiotherapie, Faszien-Techniken, Manuelle Therapie, Rücken- und Haltungsschulung und Krankengymnastik, München

LIEBE LESERIN, LIEBER LESER,

hat dir dieses Buch gefallen?
Dann freuen wir uns über deine Weiterempfehlung! Erzähle deinen Freund:innen davon, deiner Buchhandlung oder bewerte es online.

Willst du weitere Informationen zu unserem Programm? Möchtest du mit der Autorin und dem Autor in Kontakt treten?

Wir freuen uns auf Austausch und Anregung unter
leserstimme@styriabooks.at

Inspiration, Geschenkideen und gute Geschichten findest du auf

www.styriabooks.at

In der Verlagsgruppe Styria GmbH Co KG

Wien – Graz

ISBN 978-3-7088-0824-6

Covergestaltung, Layout und Satz: Anna Haerdtl, Bureau A/O

Illustrationen: Irish Galizdo

Cover-Illustration: Irish Galizdo

Lektorat: Eva Neisser

Projektleitung: Ilka Grunenberg

Projektassistenz: Kate Reiserer

Druck und Bindung: Finidr

Printed in the EU

7 6 5 4 3 2 1